Ângela Leitzke Cabana
Melissa O. Xavier
Mário Carlos A. Meireles

Aspergilose em medicina veterinária

Ângela Leitzke Cabana
Melissa O. Xavier
Mário Carlos A. Meireles

Aspergilose em medicina veterinária

Aves silvestres e animais domésticos em geral

Novas Edições Acadêmicas

Impressum / Impressão
Bibliografische Information der Deutschen Nationalbibliothek: Die Deutsche Nationalbibliothek verzeichnet diese Publikation in der Deutschen Nationalbibliografie; detaillierte bibliografische Daten sind im Internet über http://dnb.d-nb.de abrufbar.

Informação biográfica publicada por Deutsche Nationalbibliothek: Nationalbibliothek numera essa publicação em Deutsche Nationalbibliografie; dados biográficos detalhados estão disponíveis na Internet: http://dnb.d-nb.de.

Coverbild / Imagem da capa: www.ingimage.com

Verlag / Editora:
Novas Edições Acadêmicas
ist ein Imprint der / é uma marca de
OmniScriptum GmbH & Co. KG
Heinrich-Böcking-Str. 6-8, 66121 Saarbrücken, Deutschland / Niemcy
Email / Correio eletrônico: info@nea-edicoes.com

Herstellung: siehe letzte Seite /
Publicado: veja a última página
ISBN: 978-3-639-74058-5

Sumário

1. INTRODUÇÃO

Os efeitos antrópicos no habitat dos animais silvestres acarretam sérios prejuízos ambientais e ecológicos, culminando com ameaças e extinção de diferentes espécies selvagens e silvestres (CUBAS; SILVA; CATÃO-DIAS, 2006). O pinguim-de-Magalhães (*Spheniscus magellanicus*) está classificado como "quase ameaçado" (IUCN, 2009), e, devido a fatores como descarga de petróleo nos mares, redução de alimento, doenças infecciosas e parasitárias, tornam-se suscetíveis a doenças oportunistas como a aspergilose (GANDINI et al., 1994; RUOPPOLO et al., 2004).

A aspergilose já foi descrita em diversas espécies de pinguins e sua predisposição está diretamente ligada ao grau de imunossupressão, estresse que estes animais se encontram ao chegarem em centros de reabilitação, zoológicos e outros tipos de cativeiro, além de fatores intrínsecos à espécie como anatomia, fisiologia e resposta imune celular, somado a isso, o uso de medicamentos em larga escala (TELL, 2005, XAVIER et al., 2007; 2008 b).

Estima-se que a aspergilose responda por cerca de 45% das causas de mortalidade em pinguins em cativeiro (XAVIER et al., 2007), sendo aproximadamente 95% dos casos ocasionados por *Aspergillus* seção Fumigati, uma das espécies mais patogênicas atualmente encontrada (REDIG, 1993; GRACZYK; CRANFIELD, 1995; FOWLER; FOWLER, 2001; ABUNDIS-SANTAMARIA, 2003; KEARNS; LOUDIS, 2007; XAVIER et al., 2007).

Esta micose não é contagiosa e a infecção ocorre através dos conídios infectantes, que se disseminam pelo ar e penetram no organismo, principalmente por via inalatória (LATGÉ, 1999; SIDRIM; ROCHA, 2004). Naturalmente estes propágulos, em indivíduo imunocompetente, são eliminados pela resposta imune inata, não causando dano ao organismo (LATGÉ, 1999, 2001).

Em pinguins, a manifestação de sinais é essencialmente respiratória, ocorrendo de forma crônica com manifestação tardia de sinais clínicos como dispnéia, emaciação, letargia, anorexia e/ou frequentemente morte súbita (KHAN et al., 1977; CARRASCO et al., 2001; KEARNS; LOUDIS, 2007; XAVIER et al., 2008 a, b). Os insucessos terapêuticos com consequente óbito são extremamente comuns e atribuídos ao diagnóstico tardio da micose, muitas vezes obtidos somente no exame *post-mortem* (XAVIER et al., 2007, XAVIER; PASQUALOTTO, 2011).

A prevenção é a melhor forma de controle da aspergilose em aves (ANDREATTI FILHO, 2000; FOWLER; FOWLER, 2001), porém muitas vezes, em cativeiro, existem fatores limitantes para a aplicação das medidas mais adequadas, devido ao estresse causado pelo manejo diário com os animais. Assim, a detecção precoce da aspergilose pode auxiliar a reduzir a mortalidade causada por esta micose em pinguins.

Em adição, o diagnóstico definitivo é limitado em função dos achados inespecíficos. Culturas fúngicas positivas de secreções respiratórias nem sempre indicam doença, podendo indicar apenas colonização da via aérea ou contaminação, e cultivos de sangue e líquor raramente são positivos para *Aspergillus*. Ainda, a biópsia, requer procedimento invasivo, sendo impraticável em animais em reabilitação, e exames de imagem não demonstram achados precoces (REDIG, 1993; BAUCK, 1994; ABUNDIS-SANTAMARIA, 2003).

Há, portanto, uma clara necessidade de aprimorar o diagnóstico da aspergilose nestes animais, buscando a eficácia do tratamento e redução da mortalidade atribuída. Na tentativa de sobrepor estas dificuldades no diagnóstico precoce da aspergilose, utilizam-se técnicas de detecção de anticorpos como a Imunodifusão radial dupla em gel de ágar (IDGA), método imunológico simples, conceituado, padrão ouro para diagnóstico desta doença em outras espécies animais e humanos (SHARP et al., 1984; BABATASI et al., 2000; CAMELI-ROJAS et al., 2004), e que pode ser realizado em amostras clínicas de fácil obtenção em animais silvestres como soro sanguíneo (TELL, 2005).

2. CAPÍTULO 1- Aspectos históricos

A denominação *Aspergillus* foi utilizada pela primeira vez pelo padre italiano P.A. Micheli, em alusão ao aspersório (*aspergillium*), instrumento de estrutura semelhante à estrutura de esporulação do fungo (SIDRIM; CORDEIRO; ROCHA, 2004).

A doença foi primeiramente relatada em 1847 (Sluyter) e 1856 (Virchow). Em 1926, Thom e Church publicam o livro The Aspergilli (SIDRIM; CORDEIRO; ROCHA, 2004). Em 1952 Hinson descreveu problemas respiratórios e alérgicos associados ao fungo. A classificação inicial destes fungos data de 1979, sendo que em 1988 Samson & Pitt estabeleceram a classificação atualmente utilizada para o gênero *Aspergillus* (SIDRIM; CORDEIRO; ROCHA, 2004).

O gênero *Aspergillus* sp. foi descrito pela primeira vez por Rayer e Montagne (1842) nos sacos aéreos de um curió (*Oryzoborus angolensis*) e em aves selvagens no início dos anos 1800 (RICHARD, 1997; FRIEND; FRANSON, 1999; RAMIREZ; CHAVEZ; VELASCO, 2002).

Raper & Fennell em 1965 identificaram 132 espécies subdivididas em 18 grupos do gênero *Aspergillus*. Porém, em função de novos métodos de classificação e identificação baseados em filogenia, morfologia e técnicas biomoleculares muitas espécies novas de *Aspergillus* estão sendo descritas correlacionando o gênero com seus teleomorfos (FELSENSTEIN, 1985; GEISER; FRISRAD; TAYLOR, 1998; KLICH, 2002; KATZ et al., 2005).

Nos últimos 15 anos, a aspergilose tornou-se uma micose de importância extraordinária na área da saúde, devido ao aumento concomitante do número de pacientes imunossuprimidos predispostos a infecções e pela contribuição das alterações climáticas globais, que favorecem e criam um ambiente ideal ao surgimento dos fungos ubíquos como causadores de enfermidades, caso do *Aspergillus* sp. Neste contexto, a aspergilose, é considerada a micose mais frequente envolvida na mortalidade de pacientes imunossuprimidos (LATGÉ, 1999; STEVENS et al., 2000; WANKE; LAZÉRA; NUCCI, 2000).

3. CAPÍTULO 2- Classificação do gênero *Aspergillus* e aspergilose

3.1 Morfologia e etiologia do gênero *Aspergillus*

Os fungos do gênero *Aspergillus* pertencem a divisão Eucomycota, subdivisão Ascomycotina, classe Ascomycetes, ordem Eurotiales, família *Aspergillaceae* e apresentam as formas anamórfica, reproduzindo-se assexuadamente através de conídios originados de uma célula conidiogênica, e teleomórfica, reproduzindo-se sexuadamente através de ascósporos contidos em ascos (LATGÉ, 1999; LARONE, 2002; LACAZ et al., 2002; XAVIER; FARIA, 2009).

São fungos filamentosos com hifas hialinas, septadas, ramificadas em ângulo agudo de 45°, que possuem estruturas de reprodução assexuada em forma de vesícula e um prolongamento característico conhecido como conidióforo. Existe ainda um conjunto de células conidiogênicas denominadas fiálides, todas estas estruturas formam a cabeça aspergilar (SHARMA; CHWOGULE, 1998; LACAZ et al., 2002) que é sustentada pelo conidióforo, perpendicular a célula-pé. Os fialoconídeos são produzidos pelas fiálides as quais são dispostas diretamente na vesícula nas espécies unisseriadas, como por exemplo, *A. fumigatus* (LATGÉ, 1999; LACAZ et al., 2002), ou associadas a métulas nas espécies bisseriadas, como em *A. nidulans* (LATGÉ, 1999; LACAZ et al., 2002).

Na macromorfologia do gênero em geral observam-se superfícies de coloração branca em sua fase inicial de crescimento, com o passar do tempo as espécies desenvolvem colorações típicas como verde, amarelo, alaranjado, castanho ou preto. No seu anverso apresentam-se geralmente nas cores branca, dourada ou acastanhada (KLICH, 2002; LACAZ et al., 2002; SIDRIM; ROCHA, 2004). A textura varia de algodonosa a pulverulenta, podendo apresentar-se rugosas, de aspecto coreaceo (LARONE, 2002; LACAZ et al., 2002).

A caracterização das espécies utiliza chaves de identificação, cruzando características macro e micromorfológicas (RAPER; FENNELL, 1965; ABARCA, 2000; KLICH, 2002). As novas taxonomias do gênero são classificadas utilizando caracteres fenotípicos e sequências de DNA multigênicas, abordando micro e macromorfologia, fisiologia e produção de metabólitos. Assim, atualmente novos "taxon" foram adicionados ao gênero, como *Emericella* e *Neosartorya* (KOZAKIEWICZ, 1989; PETERSON et al., 2001; BULPA; DIVE; SIBILLE, 2007; DEAK; BALAJEE, 2010). A classificação taxonômica tradicional dos *Aspergillus* com base apenas nos caracteres fenotípicos nos mostra uma delimitação de taxon satisfatória. Porém, as várias seções com grande variação morfológica de gênero podem resultar em esquemas taxonômicos discutíveis, por isto precisam estar bem estabelecidas para servirem de referência a novas taxonomias. Assim, as principais espécies do gênero: *Aspergillus fumigatus, Aspergillus flavus* e *Aspergillus niger* passam as ser tratadas como complexos ou seções, acrescentando diversas e diferentes espécies, com distinta suscetibilidade antifúngica (BULPA; DIVE; SIBILLE, 2007; DEAK; BALAJEE, 2010).

Em geral os fungos do gênero *Aspergillus* são ubíquos de distribuição universal, cosmopolitas podendo ser encontrados no solo, água, plantas, ar e material em decomposição. Excepcionalmente esses fungos filamentosos são considerados sapróbios do trato respiratório alto (HORVATH; DUMMER, 1996; EINSELE et *al.*, 1998; LATGÉ, 1999; HERBRECHT et *al.*, 2004; XAVIER; FARIA, 2009).

O gênero *Aspergillus* possui aproximadamente 200 espécies fúngicas, destas cerca de 20 são consideradas potencialmente patogênicas e apenas cinco conseguem desenvolver-se em temperaturas de 35-37°C (ABARCA, 2000; KLICH, 2002; TELL, 2005).

As espécies mais importantes são *Aspergillus fumigatus*, espécie termotolerante, mais relatada em países subtropicais; e *A.flavus, A. niger, A.nidulans* e *A. terreus*, comumente encontradas em países de clima temperado (O'FEL, 1997; LATGÉ, 1999; MARR; PATTERSON; DENNING, 2002; RAJA; SINGH, 2006).

Aspergillus fumigatus é responsável por aproximadamente 90-95% das infecções fúngicas invasivas em humanos e animais (LATGÉ, 1999; ARAÚJO et al., 2005; XAVEIR et al., 2007, 2011). A capacidade de invasão e multiplicação dos *Aspergillus* está diretamente relacionada a virulência da cepa, resposta imune do hospedeiro, exposição ao agente e quantidade de conídios inalados pelo hospedeiro. *Aspergillus fumigatus* apresenta conídios de pequeno tamanho (2-3 μm) e tem como característica principal ser termotolerante, o que favorece sua implantação no sistema respiratório e sua disseminação no ambiente (LATGÉ, 1999; BULPA; DIVE; SIBILLE, 2007).

Atualmente, registra-se aumento de infecções fúngicas por *Aspergillus* não-*fumigatus*, com taxas de 25% na aspergilose pulmonar (O'FEL, 1997; RICHARDSON; WARNOCK, 2003; RICHARDSON, 2005).

As novas classificações, estudadas a partir de 2005 são *Aspergillus* secção Circumdati, Flavi, Fumigati e Nigri, demonstrando que cada táxon *Aspergillus* tem um perfil diferenciado, diferente do estudado e elucidado anteriormente (KOZAKIEWICZ, 1989; PETERSON et al., 2001; SANSON; HONG; FRISVAD, 2006). Na secção Fumigati as variedades de espécies são identificadas de acordo com as características macro e micromorfológicas, características de crescimento (tempo, temperatura, umidade) e perfis de β-tubulina no sequenciamento de genes, além de genes de calmodulina e actina sequenciados por RAPD (*Random Amplified Polymorphic* DNA), cromatografia gasosa e HPLC (*High performance liquid chromatografy*) (FRISVAD; THRANE, 1987; SMEDSGAARD, 1997).

Neosartorya pseudofischeri, um teleomorfo de *Aspergillus* também foi relatado como potencial agente patogênico e *A. lentulus* foi descrito como um agente patogênico relacionado com *A. fumigatus* (VARGA et al., 2000; WALSH et al., 2003).

Aspergillus lentulus é uma espécie de distribuição mundial, podendo ser isolada do solo, ar e ambientes clínico-hospitalares (BALAJEE et al., 2005), que difere fenotipicamente das demais pelo sequenciamento de cinco genes (MITCHELL; SLIGHT; DONALDSON, 1997; HONG et al., 2005; BALAJEE et al., 2005). Esta espécie difere de *A. fumigatus* pelas estruturas micromorfológicas mais finas, menores, predominante presença de vesículas globosas e crescimento em aproximadamente 108°C de temperatura (termotolerante) (BALAJEE et al., 2005).

Outros fungos pertencentes a secção Fumigati como *A. fumisynnematus* são considerados como espécie distinta pelas características de seus conidióforos curtos, suportados por hifas aéreas em forma de funículo, sendo agrupado em outro taxa na secção Fumigati, devido também ao seu tipo de sequenciamento do gene b-citocromo (HORIE et al., 1993; WANG et al., 2000). *A. arvii*, descrito por Aho et al. (1994) tem como característica macroscópica colônia de coloração amarronzada. Embora as informações destes dois fungos indiquem participação na secção Fumigati, é impossível determinar sua posição taxonômica (LARSEN et al., 2005).

Quando se trata de *A. novofumigatus*, a produção de alcalóides apolares (de estrutura química ainda desconhecida) indica que este táxon poderia ter uma capacidade de produzir ascos ou esclerócios, estruturas estas que são morfologicamente importantes nos ascomicetos do gênero *Neosartorya*, relacionando quimicamente espécies anamorfas e teleomorfas de *Aspergillus* (KOZAKIEWICZ, 1989; BALAJEE et al., 2005; SAMSON; HONG; FRISVAD, 2006).

Pringle, Baker & Platt (2005) detalha através de técnicas moleculares *A. fumigatus* e seus taxon relacionados, demonstrando dois diferentes taxón com distribuição global, já Katz et al, (2005) demonstrou características genéticas distintas em grupos isolados de *A. fumigatus*. Ressalta-se que *A. fumigatus* já teve seu genoma completamente sequenciado (NIERMAN; PAIN; ANDERSON, 2005; GALAGAN et al., 2005).

Aspergillus niger causam deterioração de alimentos e materiais, sendo extensivamente utilizados para fins biotecnológicos, como produção de enzimas e ácidos orgânicos, podendo, no entanto, ser potenciais patógenos (SCHUSTER et al., 2002). A taxonomia dos *Aspergillus* secção Nigri foi recentemente revisada. Monsseray (1934) descreveu 35 espécies de *Aspergillus niger*, Raper & Fennell (1965) 12 e Al-Musallam (1980) sete espécies (*A.japonicus; A. carbonarius; A. ellipticus; A. helicothrix; A. heteromorphus; A. foetidus; A. niger*). Atualmente 19 espécies de *Aspergillus* secção Nigri são aceitas, e estudos identificaram ainda quatro outros isolados que não se encaixam nesse grupo (VARGA et al., 2011).

Aspergillus flavus foi descrito por Raper & Fennell (1965) como um grupo com nove espécies e duas variedades, baseado nas características micromorfológicas das cabeças conidiais e ornamentação destes conídios. A secção Flavi atualmente possui 18 espécies aceitas. Vários estudos tem incluído na secção Flavi espécies como *Petromyces alliaceus, P. albertensis* e *A. lanosus* (SAMSON; PITT, 2000; FRISVAD; SAMSON, 2000), além de *A. parasiticus, A. oryzae, A. sojae, A. tamarii, A. leporis, A. caelatus, A.nomius, A. pseudotamarii, A. bombycis, A. toxicarius, A. parvisclerotigenus* e *A. avenaceus* (MURAKAMI; HAYASHI; USHIJIMA, 1982; SAITO; TSUROTA, 1993; FRISVAD; SAMSON, 2000).

A espécie *A. oryzae* teve seu genoma totalmente sequenciado, com isso seu DNA pode ser utilizado para comparação com outros Aspergilli (MACHIDA et al., 2005; GALAGAN et al.,2005).

Dentre os métodos modernos para identificação de *Aspergillus* estão os métodos fenotípicos de foto análise de imagem de colônias de fungos, analisando cores e textura, metabólitos secundários, íons seletivos, detecção de gliotoxinas, cromatografia gasosa, gel de eletroforese, imunoensaio enzimático colorimétrico, PCR e métodos imunológicos (DORGE; FRISVAD; CARSTENSEN, 2000; LARSEN et al., 2005).

Os sistemas biomoleculares também possuem suas limitações e devem ser testados utilizando-se diversos isolados dos fungos relacionados com o problema em questão e recorrer muitas vezes a sequencias de genes diferentes para obter-se especificidade suficiente (GIL-LAMAIGNERE et al., 2003; DEAN et al., 2005).

3.2 Aspergilose

Fungos comensais podem ser responsáveis por micoses oportunistas, tendo o número de registros destas ocorrências aumentado (AQUINO; GOLDANI; PASQUALOTO, 2007; AQUINO et al., 2010). Dentre estas, destaca-se a aspergilose, doença fúngica de caráter invasivo, causada por fungos filamentosos do gênero *Aspergillus* de origem multifatorial não contagiosa (AINSWORTH; REWELL, 1949; AINSWORTH; AUSTWICK, 1973; RICHARDSON; WARNOCK, 2003).

O caráter multifatorial aplica-se devido aos diversos fatores pelos quais o indivíduo pode desenvolvê-la, tendo em comum a imunossupressão por causas variadas, tais como: uso de drogas citotóxicas, corticosteroides, transplantes de órgãos sólidos, células-tronco, intervenções médicas invasivas, associação com síndromes imunossupressoras como a AIDS (Síndrome da imunodeficiência adquirida), bem como uso de antimicrobianos de amplo espectro favorecendo o ambiente para desenvolvimento de micro-organismos (SABALLS-RADRESA et al., 2000; RICHARDSON; WARNOCK, 2003; SLAVIN et al., 2004; RICHARDSON, 2005; NOURRY et al., 2005; PERLROTH; CHOI; SPELLBERG, 2007).

A aspergilose pode ocorrer em várias espécies como humanos, canídeos, felídeos, equídeos, ruminantes (mamíferos) e principalmente nas aves, tanto domésticas quanto silvestres, em ovos embrionados, onde representa grande problema em aves de produção, quanto em animais jovens e adultos, não sendo atribuída a idade (AINSWORTH; AUSTWICK, 1973; JORDAN; PATTISON, 1997; HERRERA; ULLOA, 1998; FRIEND; FRANSON, 1999; FORBES, 1999; CORBELLINI et al., 2003; ARCA-RUIBAL et al., 2006; SANCHEZ; COUTINHO, 2007; KANO et al., 2012).

A espécie mais comumente isolada de aves silvestres é *Aspergillus fumigatus* com taxas de 95% de isolamento, isolada pela primeira vez dos pulmões de uma "Great Bustard" (*Otis tarda)* em 1863 por Frenesius (QUINN et al., 1994;

RICHARD, 1997; HEIDENREICH, 1997). É a causa *mortis* em 15-30% das aves de rapina (Strigiformes- corujas e Falconiformes- falcões, abutres, condores, águias, gaviões) em cativeiro em zoológicos, aquários ou centros de reabilitação (YOUNG; CORNISH; LITTLE, 1998; ABRAMS et al., 2001).

Nas aves em geral, sejam elas domésticas ou silvestres, a aspergilose tem caráter oportunista e não contagioso, assim como nas outras espécies. Situações de estresse causadas pelo calor, transporte, captura e manejo, além de uso de medicamentos por longo prazo e fatores ambientais como falta de ventilação e consequente inalação massiva de esporos reprodutivos do fungo, faz com que a enfermidade se desenvolva (FORBES, 1991; AGUILAR; REDIG, 1995; OGLESBEE, 1997; FORBES, 1999; STONE; OKONIEWSKI, 2001).

Em mamíferos a micose é menos frequente e ocorre como uma doença individual, não contagiosa. Os cães geralmente adquirem a doença pela inalação dos conídios do ambiente (QUINN et al., 1994; DAY, 1998; TELL, 2005). Os fatores que predispõem os canídeos a aspergilose são diversos, tais como alterações climáticas, baixa imunidade do hospedeiro e uso excessivo de antibióticos, corticosteroides, além da predisposição genética, com maior incidência em animais com menos de oito anos e de raças dolicocefálicas e mesaticefálicas (SHARP, 1998; TASKER et al., 1999; SAUNDERS et al., 2003; 2004; TELL, 2005). Em cães, as formas nasal e disseminada são mais comuns (CABANA et al., 2012a).

Nos equídeos, ovinos e bovídeos, a aspergilose representa grandes perdas econômicas na produção, causando placentites, abortos, e, em até 24% dos casos, dermamites, ceratomicoses, sinusites e infecções de bolsa gutural (AINSWORTH; AUSTWICK, 1973; ZOOK; MIGAKI, 1985; ANDREATTI FILHO, 2000; GANCEDO; GRANDES; DIEZ, 2000; MACHADO et al., 2005; TELL, 2005; TSUJITA; PLUMMER, 2012).

No Brasil, em bovinos já foram relatados aborto associado a broncopneumonia causados por *Aspergillus* sp. (SANTOS; FARIA, 1959), e abortos micóticos com agentes causais como *Aspergillus fumigatus* e *A. niger* (CORBELLINI et al., 2003). *Aspergillus fumigatus* é a principal espécie causadora destas perdas reprodutivas em bovinos e equídeos, sendo isolada em aproximadamente 60-75% dos casos onde o tecido placentário é o mais afetado (HILLMAN, 1969; HILL et al., 1971; AINSWORTH; AUSTWICK, 1973). O diagnóstico é feito através de exames laboratoriais micológicos clássicos, histopatologia e ELISA indireto (GARCIA et al., 2008).

Em felinos raros casos de aspergilose orbital foram relatados, porém esta micose já é considerada emergente na espécie (BARACHETTI et al., 2009; GIORDANO et al., 2010; SMITH; HOFFMAN, 2010). Comumente a aspergilose sino-orbital em felinos é causada por *A. fumigatus,* havendo 23 relatos de envolvimento de *A. fumigatus, Neosartorya fischeri* e *A. lentulus* como agentes causais (BARRS et al., 2012). Entretanto há relatos de envolvimento de *A. udagawae* e *A. viridinutans*, agentes da seção Fumigati, antes apenas encontrados causando aspergilose invasiva em humanos (ALCAZAR-FUOLI et al., 2008; KANO et al., 2012).

Em animais selvagens existem relatos de aspergilose pulmonar, causada por *A.corymbifera* e *A. fumigatus* (MONTEROS et al., 1999) e abcessos no parênquima pulmonar (EGGERT; ROMBERG, 1960; GRIFFIN, 1969; PICKETT et al., 1985; SEVERO et al., 1989; El-KHOULY et al., 1992).

4. CAPITULO 3- Patogenia da aspergilose

4.1. Patogenia e fatores predisponentes para aspergilose

Os fungos do gênero *Aspergillus*, liberam no ambiente durante sua reprodução uma grande quantidade de conídios de tamanhos variados dependendo da espécie (LATGÉ, 1999; 2001). Assim, constantemente o hospedeiro está em contato com estes conídios na atmosfera, que apresentam altas e rápidas taxas de crescimento e podem colonizar a mucosa respiratória através da inspiração (TEKAIA; LATGÉ, 2005). Estes propágulos são primariamente fagocitados e destruídos pelos macrófagos alveolares e outras células de defesa presentes na mucosa do trato respiratório (GALLIEN et al., 2008).

As infecções respiratórias ocorrem após a inalação de grande quantidade de conídios, porém o período de incubação e desenvolvimento de sinais é desconhecido e variável conforme o hospedeiro, sugerindo que apenas ocorrerá doença na presença de imunossupressão (O'FEL, 1997; RICHARDSON; WARNOCK, 2003; SAMARAKOON; SOUBANI, 2008).

As lesões são causadas pela produção de enzimas, adesinas, hemolisinas, proteases, peptidases e toxinas como fumagilina e gliotoxinas, liberadas pelo fungo, e associadas a deficiente resposta imune do hospedeiro (BLANCO et al., 1998; LATGÉ, 1999, 2001; LEWIS et al., 2005; SHOHAM; LEVITZ, 2005). Estas facilitam a colonização e a adesão do fungo na superfície corporal do hospedeiro, permitindo assim a invasão dos tecidos (MARR; PATTERSON; DENNING, 2002; GALLIEN et al., 2008). Em contrapartida, o aspergiloma, ou bola fúngica, desenvolve-se em cavidade pré-existentes de indivíduos imunocompetentes (CARVALHO-DIAS et al., 2008). Já a aspergilose broncopulmonar alérgica, configura uma reação de hipersensibilidade a presença dos fungos nas vias aéreas (CARVALHO-DIAS et al., 2004; AQUINO et al., 2010).

Passando por todas estas barreiras de proteção do organismo, os *Aspergillus* podem invadir a parede das vias aéreas e veias e artérias pulmonares adjacentes, causando trombose, necrose tecidual e disseminação sistêmica no organismo acometido (CAILLOT et al., 1997).

A maior suscetibilidade das aves em geral e principalmente dos pinguins à aspergilose é explicada anatomicamente pela ausência de epiglote, que facilita a passagem de partículas para o trato respiratório inferior, complementada pelo sistema mucociliar escasso, ausência de diafragma, resultando em ausência do reflexo da tosse e presença de sacos aéreos, estruturas ricas em oxigênio e pouco vascularizadas (BAUCK, 1994; TELL, 2005). A hipovitaminose A tem sua importância, pois transforma o epitélio escamoso estratificado da região da siringe, causando hipertrofia e hiperqueratose, que facilitam a colonização por conídios de *Aspergillus* spp. (BAUCK, 1994).

Além disso, a falta de macrófagos de superfície para fagocitose de conídios de *Aspergillus* spp. e a substituição de neutrófilos por heterófilos de baixa peroxidação, que utilizam proteínas catiônicas, hidrolases e lisozimas ao invés de mieloperoxidase e mecanismos oxidativos para destruição das hifas fúngicas contribui para a infecção fúngica em aves em geral e consequentemente nos pinguins (TELL, 2005). Outros fatores de manejo como transporte, superlotação, má nutrição, ventilação pobre, antibioticoterapia, administração de corticosteróides, doenças concomitantes e irritantes respiratórios (ex.: amônia, fumaça, desinfetantes voláteis) são considerados importantes e aumentam essa suscetibilidade (BAUCK, 1994; TELL, 2005).

4.2 Imunologia na aspergilose

O fator mais importante para o estabelecimento da aspergilose é o estado imunológico do hospedeiro, contribuindo em menor escala a patogenicidade e virulência do fungo (WANKE; LAZERA; NUCCI, 2000; LATGÉ; CALDERONE, 2002).

Primordialmente as infecções fúngicas são debeladas por reações mediadas por células, isto é observado principalmente nas infecções cutâneas em que elas são autolimitantes. A resistência é baseada na reação de hipersensibilidade do tipo IV frente a alguns antígenos e as micoses crônicas são resultantes da falha na montagem da reação tipo IV, ou seja, na resposta imune celular. Nas micoses respiratórias, o quadro da resposta imune se dá através de infiltrado de linfócitos, células epitelióides e gigantes ao redor do fungo, tentando debelá-lo (MACHADO; MACHADO, 1992).

A imunidade adaptativa tem sido considerada como a principal proteção contra as infecções fúngicas, porém a resposta inata também faz parte deste processo, corroborando para uma proteção eficaz. A imunidade adaptativa proporciona uma gama de respostas efetoras e reguladoras contra infecções fúngicas, as respostas de Th1 protegem contra a maioria das formas de micoses, associadas a persistência limitada do patógeno no sítio de infecção, em contrapartida, as respostas de Th2 melhoraram a tolerância a infecções fúngicas, permitindo assim uma memória imunológica de longa duração (HAMAD, 2012).

Os mecanismos de defesa contra infecções fúngicas se baseiam inicialmente em barrerias muco-cutâneas, que na função de primeira linha de defesa ajudam a debelar os organismos fúngicos patogênicos e mantem equilibrados a microbiota fisiológica e transitória. Tal fato ocorre devido a acidez do meio e hiperplasia celular agindo como fatores de proteção destes locais de primeira defesa (LATGÉ, 2001).

A segunda linha de defesa contra organismos fúngicos são especificamente os neutrófilos, heterófilos (nas aves) e macrófagos, que agem fagocitando os organismos que ultrapassaram a barreira primária de defesa, impedindo a invasão de tecidos mais profundos (SHOHAM; LEVITZ, 2005).

As células fagocíticas e o epitélio do trato respiratório secretam algumas proteínas e peptídeos que possuem atividade antimicrobiana e imunomoduladora, participando da defesa inata contra os agentes etiológicos agressores (lactoferrina, lisozima, proteínas do surfactante) (SHOHAM; LEVITZ, 2005; ROGAN et al., 2006; KNUTSEN; SLAVIN, 2011).

Quando esta função dos macrófagos alveolares é falha, os conídios inalados germinam e originam as hifas, estruturas de fixação do fungo no trato respiratório. Estas hifas causam invasão tecidual e se instalam neste sistema do organismo comprometendo o prognóstico do paciente, sendo destruídas por mecanismos oxidativos, advindos da degranulação de neutrófilos com liberação de enzimas líticas na superfície da estrutura fúngica (LATGÉ, 1999; SHOHAM; LEVITZ, 2005; SINGH; PATERSON, 2005). As células CD4 + T, geram respostas aos propágulos de *Aspergillus* sp. e são induzidas a gerar uma resposta de Th2 com a produção de IL- 4, IL-5, IL-13 e citocinas (KNUTSEN; SLAVIN, 2011).

As células dendríticas possuem um papel fundamental na modulação da resposta imune contra a aspergilose, através das citocinas inflamatórias (interleucinas, fator de necrose tumoral) no sítio de infecção, pela apresentação de antígenos aos linfócitos locais, e pela internalização do agente, carreando-o até o baço e aos linfonodos regionais, no caso dos mamíferos, para apresentá-lo e transmitir a informação aos linfócitos T (LATGÉ, 2001; SHOHAM; LEVITZ, 2005; HAMAD, 2012).

Estas células de defesa específica (linfócitos T) por sua vez, são direcionadas à uma resposta Th1 (imunidade celular), com produção de quimiocinas e citocinas, como IL-12, IL-18, IFN-_, TNF-_, MIP-1, MIP-2 e MCP-1, para recrutar e ativar as células inflamatórias, auxiliando na eliminação do agente (LATGÉ, 2001; SHOHAM; LEVITZ, 2005). Esse estímulo a Th1 ocorre na resposta contra conídios, no entanto, ao germinar e formar hifas há uma mudança no padrão de resposta ao agente, que passa a Th2, com produção de IL-4 e IL-10, as quais inibem a resposta celular facilitando a progressão da doença (SINGH; PATERSON, 2005).

As imunoglobulinas participam da eliminação fúngica através da ativação do sistema complemento, o que resulta em deposição de seus componentes na superfície do microrganismo, desencadeando quimiotaxia e opsonização. No entanto esta linha de defesa não é a mais importante na resposta contra aspergilose, tendo em vista que defeitos na imunidade humoral, não aumentam a suscetibilidade do indivíduo à infecção por *Aspergillus* spp. (SHOHAM; LEVITZ, 2005).

Nas aves, a exposição natural aos patógenos endêmicos do ambiente constitui um desafio para o sistema imune. Nesta situação, ocorrem alterações metabólicas específicas que desviam nutrientes necessários por causa da elevação dos níveis de cortisol (estresse imunológico) para uma imediata sobrevivência do hospedeiro e ainda prolongam a resposta imune contra organismos invasores. Como resultado há uma redução nas taxas de crescimento e piora na conversão alimentar, refletindo em uma baixa condição corporal destes animais, pois os nutrientes básicos foram desviados para as respostas imunes (BAINS, 1995). Ainda podemos ressaltar a importância da senilidade do sistema imune, que pode ser dosada através do teste de fitohemaglutina (PHA) em aves (BARUA; YOSHIMURA, 1999; PARMENTIER et al., 2004), onde ocorre redução das células imunes conforme a idade mais avançada do animal, prejudicando a resposta imune a patógenos mediada por células, conforme já descrito em estudos de Smits et al. (1999) e Losano & Lank (2003).

4.3 Sinais clínicos e formas clínicas da aspergilose

A apresentação clínica da doença pode ser variada e depende do sítio anatômico e das diferentes espécies de *Aspergillus*. Podem ocorrer desde processos alérgicos simples até infecções sistêmicas (DENNING, 2010).

Em humanos a aspergilose invasiva é a forma clínica mais frequente desde a década de 90. Atualmente apresenta elevadas taxas de mortalidade causadas principalmente por *A. fumigatus* (YAMAZAKI et al., 1999; KONTOYIANNIS; BODEY, 2002; MARR; PATTERSON; DENNING, 2002).

Nos canídeos a doença pode ocorrer na forma sinonasal afetando seios paranasais, cornetos, caracterizando-se por espirros, descarga nasal mucopurulenta, epistaxe, dor e despigmentação nasal, bem como lesões oculares. Há predisposição principalmente nas raças dolicocefálicas (XAVIER; FARIA, 2009). Rinite primária ou associada a sinusite são descritas (CASWELL; WILLIAMS, 2007), acometendo também felinos (BARACHETTI et al., 2009).

Em equídeos a infecção aspergilar ocorre principalmente nas bolsas guturais e em casos de placentite micótica, e também na forma de sinusites (KENDALL et al., 2008), considerada rara em outras espécies (CASWELL; WILLIAMS, 2007). Nos ruminantes causa aborto, placentite necrótica e em casos esparsos pneumonias com respiração estertorosa, superficial e tosse úmida. Em muitos casos podem ainda ocorrer mastite fúngica pré ou pós-parto com lesões sistêmicas iniciadas por secreção inflamatória e purulenta no úbere (XAVIER; FARIA, 2009).

As aves podem apresentar dermatite necrótica, ceratite e lesões extensas ou focais no trato respiratório inferior, de forma aguda ou crônica (XAVIER et al., 2007; XAVIER et al., 2011). A forma aguda ocorre a partir da inalação e germinação de grande concentração de conídios, com rápida e massiva colonização fúngica, formando granulomas miliares nos pulmões e curso clínico rápido. É vista com maior frequência em aves selvagens ou silvestres de cativeiro como psitacídeos encontrados em más condições sanitárias (REDIG, 1993; 1986; 2000; AGUILAR; REDIG, 1995; ROSSKOF; WOERPEL, 1997; ATKINSON; BROJER, 1998). O principal sinal clínico é dispneia intensa, evoluindo para o óbito em aproximadamente sete dias (FORBES, 1991; AGUILAR; REDIG, 1995; ROSSKOF; WOERPEL, 1997; ATKINSON; BROJER, 1998; YOUNG; CORNISH; LITTLE, 1998).

Na aspergilose crônica ocorrem granulomas no trato respiratório que tendem a se disseminar para órgãos adjacentes mais lentamente. É a forma mais comum da doença encontrada em aves e geralmente ocorre após um evento de estresse ou imunossupressão (REDIG, 1986; AGUILAR; REDIG, 1995; OGLESBEE, 1997; ATKINSON; BROJER, 1998; YOUNG; CORNISH; LITTLE, 1998). A aspergilose crônica é dividida em focal e generalizada, mas as formas podem coexistir (REDIG, 1993; 2000; BAUCK, 1994; AGUILAR; REDIG, 1995; RICHARD, 1997; ATKINSON; BROJER, 1998; RAMIREZ; CHAVÉZ; VELASCO, 2002).

A forma focal se subdivide em nasal e traqueal, a primeira é localizada na narina ou coana do animal, envolve lesões em seios e ossos nasais e pode ser unilateral ou bilateral. Causa granulomas com focos necróticos, cercados por macrófagos, heterofilos, e células gigantes (BAUCK, 1994; AGUILAR; REDIG,

1995; ROSSKOF; WOERPEL, 1997). A forma traqueal é caracterizada por lesões na siringe e traquéia, local anatomicamente estreito, favorecendo a deposição de conídios e formando lesões com detritos necróticos e exsudato caseoso, que reduzem a passagem de ar levando à dispneia intensa (REDIG, 1993; 2000; BAUCK, 1994; AGUILAR; REDIG, 1995; OGLESBEE, 1997; FORBES, 1999; RAMIREZ; CHAVEZ; VELASCO, 2002).

A forma generalizada acomete tecido pulmonar que apresenta granulomas em toda a sua extensão e sacos aéreos, além de exsudato supurativo acumulado nos brônquios (BIRBERSTEIN; ZEE, 1990; QUINN, 1994; AGUILAR; REDIG, 1995; YOUNG; CORNISH; LITTLE, 1998; CORK et al., 1999; FRIEND; FRANSON, 1999; RAMIREZ; CHAVEZ; VELASCO, 2002). Pode ocorrer disseminação via hematógena para ossos, pericárdio e outros tecidos adjacentes, ainda encefalite e meningoencefalite (RICHARD, 1997; ROSSKOPF; WOERPEL, 1997; ATKINSON; BROJER, 1998; FRIEND; FRANSON, 1999; AKAN et al, 2002). Em sacos aéreos a evolução é lenta (BIBERSTEIN; ZEE, 1990; AGUILAR; REDIG, 1995; OGLESBEE, 1997; RICHARD, 1997; ROSSKOPF; WOERPEL, 1997; YOUNG; CORNISH; LITTLE, 1998; REDIG, 2000; RAMIREZ; CHAVEZ; VELASCO, 2002).

Dermatologicamente ocorre dermatite granulomatosa necrótica, com raros relatos em aves (ATKINSON; BROJER, 1998; ABRAMS et al., 2001). A apresentação oftálmica pode ser superficial ou de tecidos da conjuntiva, formando placas de exsudato caseoso, ou na membrana nictitante e com disseminação hematógena a partir de uma infecção primária atingindo o globo ocular, posteriormente acometendo o humor vitreo (RICHARD, 1997; FRIEND; FRANSON, 1999; ABRAMS et al., 2001; AKAN et al., 2002). Hifas fúngicas, heterófilos, macrófagos e debris celulares podem ser observados na retina (RICHARD, 1997; REDIG, 2000).

Nos pinguins, a aspergilose ocorre em animais cativos e em centros de recuperação, os quais são mais suscetíveis, em função da imunossupressão causada pelo estresse associado à captura, manejo, manutenção e/ou reabilitação de animais petrolizados (RUSSEL; HOLCOMB; BERKNER, 2003; CUBAS; SILVA; CATÃO, 2006;). Os sinais clínicos são inespecíficos, como letargia, inapetência, perda de peso, isolamento do grupo, dispneia e regurgitação (CUBAS; SILVA; CATÃO, 2006; XAVIER, 2007).

5. CAPÍTULO 4- Histopatologia da aspergilose

5.1 Alterações histopatológicas na aspergilose

Na espécie humana, histologicamente a aspergilose é caracterizada pela invasão tecidual das hifas e consequente necrose tecidual de pulmões, traquéia, pericárdio e esôfago, causando também isquemia e infarto na forma invasiva (BULPA; DIVE; SIBILLE, 2007; PAUW et al., 2008). Na rinosinusite observam-se bolas fúngicas preenchendo os seios paranasais dos hospedeiros, rede de hifas causando destruição tecidual óssea e cartilaginosa e possíveis calcificações de estruturas (CAMELI-ROJAS et al., 2004).

Em canídeos observam-se lesões em seios nasais e paranasais caracterizadas por placas acinzentadas, necróticas e de crescimento fúngico evidente, podendo ocorrer destruição óssea adjacente (SHARP, 1998; ZONDERLAN et al., 2002). Nos equídeos e ruminantes, ocorre guturocistite com espessamento e hemorragia da mucosa da bolsa gutural e espessamento e necrose dos cotilédones da placenta respectivamente, em ambos os casos podemos encontrar hifas de *Aspergillus* sp. infiltradas nos tecidos dos órgãos acometidos (ANDREATTI-FILHO, 2000; GANCEDO; GRANDES; DÍEZ, 2000; TELL, 2005). Nas mastites aspergilares o tecido do úbere é encontrado hemorrágico e com fibroses, além de lesões nodulares granulomatosas e caseosas encontradas nos tecidos adjacentes.

Nas aves em geral, sejam elas domésticas e silvestres, igualmente em aves aquáticas como os pinguins, encontram-se granulomas branco amarelados em pulmões, e sacos aéreos espessos e opacos com a presença de granulomas miliares e fibrose, além de hiperemia, edema e congestão pulmonar (BAUCK, 1994; ABUNDIS-SANTAMARIA, 2003; KEARNS; LOUDIS, 2003; TELL, 2005; XAVIER et al., 2007; 2008a; 2011). Nas estruturas de maior aeração, como sacos aéreos e siringe, podem ser observadas estruturas completas de frutificação do fungo, com cabeça aspergilar completa; este achado é cumum em aves, pelas suas características anatômicas e ainda pela sua sensibilidade a gliotoxina (KEARNS; LOUDIS, 2003; XAVIER et al., 2007; 2008 a,b; XAVIER et al., 2011). Já, em todas as espécies podem ser observadas em tecidos acometidos pelo fungo hifas hialinas, septadas, bifurcadas em ângulo agudo (45°) (PÉREZ; CARRASCO, 2000; TELL, 2005).

6. CAPÍTULO 5-Diagnóstico na aspergilose

6.1 Diagnóstico clássico

O diagnóstico da aspergilose é multivariado e acontece primeiramente da forma clássica em micologia com o cultivo de amostras clínicas e microscopia direta para demonstrar a presença ou não de fungos do gênero *Aspergillus* (LACAZ et al., 2002; SIDRIM; ROCHA, 2004). Estes métodos diagnósticos devem ser aliados a história clínica do paciente, presença de sinais clínicos como ausência de respostas a antibioticoterapia ou corticoidoterapia, situações de estresse, doenças de base, no entanto não são definidores da doença clínica. Em adição, outros exames auxiliares podem ajudar no diagnóstico final, como raio-x, ultrassom, tomografia, além de endoscopias e hemograma (LATGÉ, 1999; XAVIER et al., 2007; 2011; CABANA et al., 2012b).

No método micológico tradicional, as espécies de *Aspergillus* crescem facilmente em meio de cultivo clássico como ágar Sabouraud dextrose e desenvolvem colônias fúngicas pulverulentas em 24-48horas de incubação a 25-37° (MARR; PATTERSON; DENNING, 2002). Os meios de cultivo específicos para identificação de espécies de *Aspergillus* como ágar Czapeck, ágar Malte e ágar Potato Dextrose (PDA) auxiliam na identificação das espécies (GAVA, 2002; KLICH, 2002).

As cepas de *A. fumigatus* apresentam crescimento rápido, coloração do verso azul-esverdeada e reverso branco a amarelado. Microscopicamente apresentam conidióforos lisos e hialinos, vesícula piriforme e fiálides unisseriadas (XAVIER; FARIA, 2009). *A. flavus* apresentam textura arenosa, presença de esclerócios e coloração amarelo-esverdeada. Microscopicamente observamos conidióforo incolor, vesícula esférica e fiálides unisseriadas ou bisseriadas (LACAZ et al., 2002; KLICH, 2002; SIDRIM; ROCHA, 2004). As colônias de *A. niger* apresentam-se primordialmente de coloração branca e adquirem com o tempo a coloração negra de textura arenosa. Microscopicamente são observados conidióforos de parede espessa, vesícula semi-globosa, métulas e fiálides com distribuição radial (KLICH, 2002; LACAZ et al., 2002). *A. terreus* tem coloração bege e textura flocosa. Microscopicamente são observadas fiálides bisseriadas, vesículas globosas e conidióforos lisos (KLICH, 2002).

No exame microscópico direto das amostras clínicas realizado a fresco, com calcofluor branco, ou solução de hidróxido de potássio (KOH) 10-30% podem-se observar hifas septadas, ramificadas em ângulo agudo de 45° (PERLROTH; CHOI; SPELLBERG, 2007).

No entanto, a sensibilidade e especificidade destes testes micológicos clássicos variam de acordo com o tipo de amostra e forma de coleta da mesma. Considera-se que a interpretação deve ser rigorosa, visto que os fungos do gênero *Aspergillus* são ubíquos e anemófilos, podendo ser contaminantes de laboratório e microbiota residente e transitória do trato respiratório (XAVIER; FARIA, 2009).

O cultivo de secreções respiratórias possui sensibilidade diagnóstica muito baixa. Estudo com humanos demonstrou baixa recuperação fúngica de 8-34% de amostras de escarro e 45-62% de lavado broncoalveolar (LBA). Do mesmo modo culturas de sangue, líquido cefalorraquidiano e medula óssea são também raramente positivas (KAHN; JONES; ENGLAND, 1986; HORVATH; DUMMER, 1996; STEVENS et al., 2000).

O grande desafio no manejo das enfermidades causadas por *Aspergillus* sp. é a obtenção de diagnóstico definitivo precoce, para tanto, utiliza-se exames como histopatologia, hematologia ou sorologia (XAVIER et al., 2011).

6.2 Diagnóstico *post-mortem*

Na histopatologia os tecidos acometidos pelo agente e corados com HE (hematoxilina-eosina), Gomori Grocott ou ácido periódico de Schiff (PAS) demonstram a presença de estruturas fúngicas e inflamação decorrente (BAUCK, 1994; STEVENS et al., 2000; ABUNDIS-SANTAMARIA, 2003).

6.3 Diagnóstico patologia clínica

Os achados no hemograma são inespecíficos e se interpretados individualmente não servem como parâmetro diagnóstico. Em casos iniciais pode ocorrer normalidade dos parâmetros hematológicos, ou leucocitose com neutrofilia/heterofilia. Em casos crônicos monocitose e linfopenia, acompanhado de anemia não regenerativa, hiperproteinemia e hipergamaglobulinemia podem ser encontrados (REDIG, 1993; ABUNDIS-SANTAMARIA, 2003; KEARNS; LOUDIS, 2003).

6.4 Diagnóstico Sorológico

O diagnóstico sorológico da aspergilose atualmente se baseia em técnicas como IDGA (Imunodifusão radial dupla em gel de ágar) e ELISA (*Enzyme-linked immunosorbent assay*), além de técnicas de PCR (*Polymerase chain reaction*). A sorologia permite diagnóstico *in vivo* preciso e precoce (REDIG, 1993; BAUCK, 1994; GRACZYK; CRANFIELD, 1995; GRACZYK; CRANFIELD; KLEIN, 1998; STEVENS et al., 2000; ABUNDIS-SANTAMARIA, 2003; BURCO et al., 2012). A detecção de galactomanana (GM), polissacarídeo termo-estável presente na parede celular dos fungos e liberado durante o crescimento das hifas nos tecidos é um método utilizado para monitorar pacientes em risco de aspergilose invasiva (MENNINK-KERSTEN; DONNELLY; VERWEIJ, 2004). Este polissacarídeo é detectado pela técnica de ELISA sanduíche, através do teste comercial Platelia *Aspergillus®* (BioRad- França) que apresenta alta especificidade e sensibilidade, detectando níveis baixos da GM circulante no plasma sanguíneo ou outros fluídos corporais (STYNEN et al., 1995; VERWEIJ et al., 1995; HOPWOOD et al., 1995; MENNINK-KERSTEN; DONNELLY; VERWEIJ, 2004; ARCA-RUIBAL et al., 2006; AQUINO; GOLDANI; PASQUALOTTO, 2007; CRAY et al; 2011).

Em testes de detecção de GM, os resultados falso-positivos são atribuídos ao uso de moléculas de antibióticos beta-lactâmicos, como a piperacilina-tazobactam, de origem fúngica, que consequentemente apresentam em sua composição moléculas de galactofuranose, reagindo os anticorpos utilizados no teste (MAERTENS; THEUNISSEN; LAGROU, 2010). Do mesmo modo, o gluconato de sódio é produzido pela fermentação da glicose em culturas de fungos gerando reações com o teste ou reações cruzadas com outros fungos que podem reagir com os anticorpos do teste. Ou ainda em casos de bacteremia e ingestão de leite ou outros alimentos que contenham resquícios de *Aspergillus* sp. ou *Penicillum* sp. em sua composição (ANSORG; VAN DEN BOOM; RATH, 1997; AQUINO; GOLDANI; PASQUALOTTO, 2007).

A IDGA é usada como teste padrão-ouro para diagnóstico de aspergilose em algumas espécies, apresentando taxas de sensibilidade e especificidade superiores a 80%, como em cães com aspergilose sinonasal, humanos com aspergiloma ("bola-fúngica") e rinosinusites (SHARP et al., 1984; BABATASI et al., 2000; CAMELI-ROJAS et al., 2004). Características como fácil operacionalização, especialmente no processamento de pequeno número de amostras, baixo custo, quantificação de imunoglobulinas séricas e mínima exigência de estrutura e equipamentos laboratoriais fazem da IDGA um teste diagnóstico atrativo (LANE; WARNOCK, 1977; POLI et al., 1981; BILLEN et al., 2009).

A técnica de IDGA ocorre através da difusão de antígeno e anticorpo em um meio semisólido (gel de ágar ou agarose), onde os complexos formados precipitam (imunoprecipitados) e a reação pode ser observada a olho nú sobre o gel. A interpretação depende dos padrões de linhas de precipitação formadas, como a linha contígua ou linha de identidade (anticorpos dos soros testados iguais aos do controle) ou ainda linha contígua com esporão-linha de identidade parcial (soro testado e controle com anticorpos contra determinantes antigênicos iguais) e linha de não identidade (soros reagindo a determinantes antigênicos diferentes) (OUCHETERLONY, 1949; CABANA et al., 2012b)

Atribuem-se resultados falso-negativos da IDGA a debilidade individual, imunossupressão causada pelo uso de antibioticoterapia em larga escala, corticosteróides, manejo diário, entre outros e a suscetibilidade a gliotoxina produzida pelo agente causal que leva a baixa produção de anticorpos pelo hospedeiro (OUCHETERLONY, 1949; GRACZYK; CRANFIELD; KLEIN, 1998; BEERNAERT et al., 2010; ARNÉ et al., 2011).

6.5 Diagnóstico Molecular

O PCR apresenta grande sensibilidade diagnóstica, chegando a 100% e pode utilizar amostras de soro, urina ou LBA (MCWHINNEY et al., 1993). Em contrapartida, não está padronizado e a especificidade deste teste é baixa, já que esta técnica não permite diferenciar colonização de infecção, resultando em altos índices de falso-positivos pela contaminação com o fungo anemófilo *Aspergillus* spp., colonização e/ou reação cruzada com outros fungos filamentosos (BLANCO et al., 1998; LOEFFLER et al., 2001).

A técnica de imuno-histoquímica também já foi anteriormente aplicada como teste diagnóstico, utilizando-se de anticorpos monoclonais para diagnóstico de aspergilose em aves, diferenciando das zigomicoses e fusarioses, no entanto aplicada em tecido coletado após exame *post-mortem* (BEYTU; OZCAN; ERGINSOY, 2004). A presença de gliotoxina no soro também pode se tornar uma ferramenta útil para o diagnóstico (LEWIS et al., 2005).

Em medicina veterinária a maioria dos estudos realizados atualmente buscando técnicas de diagnóstico de doenças fúngicas como a aspergilose, tem enfoque em técnicas avançadas como a detecção de antigenemia por ELISA sanduíche (ARCA-RUIBAL et al., 2006; CRAY; WATSON; ARHEART, 2009 a; CRAY; WATSON; RODRIGUEZ; ARHEART, 2009 b) e/ou detecção de outros antígenos, como β-glucana (BURCO et al., 2012), além de técnicas de biologia molecular. Estudos com IDGA, para detecção de anticorpos IgG que apresentem taxas de sensibilidade e especificidade superiores a 80% são descritas em poucos relatos em cães com aspergilose sinonasal (SHARP et al., 1984) e em maior quantidade em humanos com aspergiloma (BABATASI et al., 2000) e rinosinusite (CAMELI-ROJAS et al., 2004) onde em ambos a técnica é considerada padrão-ouro para diagnóstico.

Em pinguins, existem poucos estudos a respeito de métodos diagnóstico da aspergilose, sendo descrito estudos através da detecção de antígeno galactomanana, anticorpos circulantes e detecção de antígeno β-glucana (GRACZYK; COCKREM, 1995; GRACZYC; CRANFIELD; KLEIN, 1998; GERMAN et al., 2002; CRAY; WATSON; ARHEART, 2009 a; CRAY; WATSON; RODRIGUEZ; ARHEART, 2009 b; BURCO et al., 2012).

7. CAPÍTULO 6- Aspergilose em duas diferentes espécies animais

7.1 Aspergilose em Pinguins-de-Magalhães (*Spheniscus magellanicus*) (aves)

Os pinguins pertencem à Ordem *Sphenisciformes*, família *Spheniscidae*, dividida em seis gêneros que possuem 17 espécies. Habitam o hemisfério sul, e se distribuem nas ilhas subantárticas e costa sul da América do Sul (SILVA-FILHO; RUOPPOLO, 2006). Devido aos efeitos antrópicos, a situação atual para 10 das 17 espécies de pinguins é crítica ecologicamente e o *status* de "quase ameaçada" é atribuído à espécie de Magalhães (*Spheniscus magellanicus*). As demais espécies encontram-se na lista vermelha da União Internacional de Conservação da Natureza e dos Recursos Naturais (IUCN) classificadas entre vulneráveis (VU) e ameaçadas de extinção (EN) (CUBAS; SILVA; CATÃO, 2006; IUCN 2007; 2009).

A espécie pinguim-de-Magalhães (*Spheniscus magellanicus*) se reproduz na costa da Argentina, Chile e Ilhas Falklands (Malvinas) entre os meses de setembro a março, e posteriormente migra em direção ao Brasil em busca de alimento (PETRY; FONSECA, 2002; SILVA-FILHO; RUOPPOLO, 2006). A população de pinguins-de-Magalhães vem diminuindo em uma progressão geométrica nos últimos anos, representada por um declínio de 76% da população total nas Ilhas Falkland (Malvinas) entre os anos de 1989 a 2002 e na costa da Argentina variando de 1,1% a 6% nas populações adulta e juvenis respectivamente, *status* que pode continuar em declínio devido a crescente poluição dos mares (GANDINI et al., 1994; IUCN, 2007).

Durante o período de migração de cerca de sete meses, inúmeros exemplares desta espécie de pinguim são contaminados ao cruzar manchas de óleo nos mares, decorrentes da poluição ambiental proveniente da lavagem de tanques cargueiros e/ou pelo descarte deliberado de conteúdo contaminado de embarcações. Esta poluição coloca os pinguins em situação não fisiológica, como a perda da impermeabilidade das penas e consequentemente hipotermia, levando-os para a costa litorânea, e sem se alimentar são encontrados em estado de caquexia, desidratados e subnutridos nas praias (PETRY; FONSECA, 2002; SILVA-FILHO; RUOPPOLO, 2006; GARCIA-BORBOROGLU et al., 2006).

No Brasil, existem aproximadamente 25 grupos de reabilitação de pinguins e animais marinhos entre a costa norte do Brasil e o sul do país, além da Argentina (GARCIA-BORBOROGLU et al., 2006). No sul do Rio Grande do Sul, desde o ano de 1995 existe o Centro de Recuperação de Animais Marinhos (CRAM), mais precisamente localizado na cidade de Rio Grande (32°03'S, 52°08'W), referência em reabilitação de fauna marinha e especializado em despetrolização de aves. Cerca de 100 animais por ano são encaminhados ao centro e após reabilitação são devolvidos ao seu habitat (RUOPPOLO et al., 2004; MARTINS, 2010).

Os animais capturados e encaminhados para reabilitação geralmente são juvenis e devido à debilidade em que se encontram, tornam-se suscetíveis a aspergilose, que representa altas taxas de mortalidade neste local, tornando-se um ponto crucial na reabilitação destes animais (REDIG, 1993; FOWLER; FOWLER, 2001; ABUNDIS-SANTAMARIA, 2003; RUOPPOLO et al., 2004; GRACZYK; CRANFIELD, 2005; SHANCHEZ et al., 2005; SILVA-FILHO; RUOPOLLO, 2006; XAVIER et al., 2007; 2011; KEARNS; LOUDIS, 2007)

A aspergilose é descrita em diferentes espécies de pinguins. A predisposição destas aves marinhas é agravada pelo esforço físico da migração, além das peculiaridades anatômicas, fisiológicas e imunológicas pertencentes às aves em geral, e ainda pelo estresse decorrente do manejo diário durante o processo de reabilitação e administração de fármacos, como antiinflamatórios e antibióticos (RUSSEL; HOLCOMB; BERKNER, 2003; TELL, 2005).

A aspergilose pertence ao grupo das doenças infecciosas de maior susceptibilidade a que os pinguins estão predispostos, causada por inúmeras espécies de *Aspergillus* spp, principalmente por *A. fumigatus* em 95% dos casos (REDIG,

1993; GRACZYK; COCKREM, 1995; ROCHETTE; ENGELEN; BOSSCHE, 2003; SILVA-FILHO; RUOPPOLO, 2006; XAVIER et al., 2007; 2008 a).

A aspergilose em pinguins apresenta-se especialmente na forma crônica com manifestação tardia dos sinais clínicos como dispneia, emaciação, letargia, anorexia e regurgitação, culminando muitas vezes em morte súbita, sendo esta forma de apresentação considerada clássica, ligada a imunossupressão e com curso clínico prolongado, de semanas a meses (CABANA et al., 2007; XAVIER et al., 2007; 2008 a, b; 2011).

A forma disseminada é a mais comum em aves marinhas (CABANA et al., 2007) iniciando em sistema respiratório e disseminando para outros órgãos por solução do continuidade, sacos aéreos ou via hematógena (FOWLER; CUBAS, 2001).

Os insucessos terapêuticos na aspergilose em pinguins e conseqüente óbito são extremamente comuns e atribuídos ao diagnóstico tardio da micose. Em vista desta realidade, antifúngicos (itraconazol 15-25 mg/kg/dia VO) são administrados profilaticamente por aproximadamente uma semana para pinguins juvenis e/ou muito debilitados (abaixo do peso de referência para espécie ou petrolizados) (ROCHETTE; ENGELEN; BOSSCHE, 2003; RUOPPOLO et al., 2004; SILVA-FILHO; RUOPPOLO, 2006).

É sabido que um diagnóstico definitivo e precoce da aspergilose em aves é de difícil concretização, uma vez que os achados nos exames complementares realizados *in vivo* são inespecíficos (CARRASCO et al., 2001)

Há, portanto, uma clara necessidade de se aprimorar o diagnóstico precoce da aspergilose invasiva nestes animais, buscando a eficácia do tratamento e redução da mortalidade atribuída, na tentativa da substituição do tratamento profilático pelo terapêutico amparado por resultados de exames positivos *in vivo* confiáveis. A utilização de técnicas de detecção de anticorpos é justificada pelos resultados promissores encontrados em diversas e distintas espécies animais com a detecção de anticorpos anti-*Aspergillus* e podem ser realizados em amostras clínicas de fácil obtenção, como soro sanguineo (SHARP et al., 1984; TELL, 2005; GARCIA et al., 2008; BILLEN et al., 2009).

Estudos com detecção de galactomanana como técnica diagnóstica de aspergilose em aves são raros na literatura. A detecção de galactomanana por aglutinação em látex (Pastorex® *Aspergillus*) em amostras séricas de pinguins com aspergilose, comprovou a eficácia da utilização deste teste, porém esta técnica caiu em desuso e não é mais utilizada para diagnóstico precoce (HOPWOOD et al., 1995; KOICHI; MICHIHIRO, 1996).

No entanto, mais recentemente, Arca-Ruibal *et al.* (2006) testaram a eficácia da detecção da galactomanana sérica para diagnóstico de aspergilose em falcões, pelo método de ELISA sanduíche (Platelia® *Aspergillus* EIA) encontrando sensibilidade de 12%, extremamente baixa e atribuída a interferência de anti-*Aspergillus* circulantes, porém, obtiveram uma boa especificidade, 95%. Posteriormente, utilizando a mesma metodologia para diagnóstico de aspergilose em aves obteve-se resultados distintos, demonstrando taxas de sensibilidade e especificidade relativamente altas, representativas da realidade em cativeiro (67% e 73%, respectivamente) (CRAY et al., 2009 a, b).

Em medicina veterinária, o protocolo recomendado para a aspergilose, terapêutico e profilático, é o itraconazol, um derivado triazólico com ação contra fungos filamentosos, utilizado em diversas espécies, apresentando poucos efeitos colaterais em animais, nas aves de produção não é preconizado, mas em aves silvestres, dentre elas os pinguins, é passível de ser feito o tratamento individual (BAUCK, 1994; KEARNS; LOUDIS, 2003; ROCHETTE; ENGELEN; BOSSCHE, 2003; BUNTING et al., 2009).

A segunda opção farmacológica é a anfotericina B e o enilconazol, muito utilizados como terapia inalatória, por possuírem atividade antifúngica ideal ao contato direto se usados intratraqueal, ou diretamente em sacos aéreos de aves (REDIG, 1993; BAUCK, 1994; ABUNDIS- SANTAMARIA, 2003; KEARNS; LOUDIS, 2003, ROCHETTE; ENGELEN; BOSSCHE, 2003).

Os antifúngicos em medicina veterinária podem ser administrados por diversas vias, oral, intravenosa e nebulização. Em aves podem ser administrados por via intratraqueal, utilizando substâncias isoladas ou em associação, e a nebulização deve ser realizada TID ou QID durante 10 minutos por seção até a cura clínica (BAUCK, 1994).

A prevenção da doença é realizada comumente através do controle de temperatura, umidade, ventilação e higiene. Por ser inevitável a presença de matéria orgânica em cativeiros deve ser instituído um plano de manejo para minimizar os efeitos deletérios para os animais alojados (BAUCK, 1994; CORK et al., 1999; KEARNS; LOUDIS, 2003; TESSARI et al., 2004). Medidas de controle e desinfecção também são utilizadas e reduzem significativamente o risco de infecção por *Aspergillus* spp. devido a redução de conídios anemófilos e se associadas a ventilação e filtração do ar aumentam esta estimativa (ANDREATTI FILHO, 2000; ROCHETTE; ENGELEN; BOSSCHE, 2003; ARGAWAL et al., 2009). Em pinguins em cativeiro, estudo demonstrou a importância da clorexidine para desinfecção ambiental como medida de controle de aspergilose, utilizando fricção mecânica (XAVIER, 2007b).

Despesas com antifúngicos para profilaxia e tratamento empírico de infecção por *Aspergillus* spp. em pinguins em cativeiro, constituem um gasto significativo na reabilitação destes animais. Assim, testes diagnósticos que possam conferir um aumento da eficácia do tratamento devido a possibilidade de se detectar a doença em estágio inicial culminariam com corte de custos monetários, ecológicos e exposição desnecessária aos antifúngicos, uma vez que estes somente seriam utilizados em pacientes enfermos (REDIG, 1993; ABUNDIS-SANTAMARIA, 2003; CABANA et al, 2012b).

Estudos relacionados às técnicas de diagnóstico precoce da aspergilose em aves não descrevem taxas de sensibilidade, especificidade, VPP e VPN para imunodifusão (ARCA-RUIBAL et al., 2006; CRAY; WATSON; ARHEART, 2009 a; CRAY; WATSON; RODRIGUEZ; ARHEART, 2009 b; BURCO et al., 2012).

7.2 Aspergilose em caninos (mamíferos)

A aspergilose sinonasal é uma doença relativamente comum em cães adultos jovens, especialmente dolicocefálicos (TELL, 2004), correspondendo a uma taxa de 7 a 34% dos casos de doença nasal crônica (KNOTEK et al., 2001). Esta é uma enfermidade grave e de caráter lento e progressivo, que consiste em uma infecção fúngica localizada no trato respiratório superior, especialmente seios frontais e cavidade nasal, levando a rinite e sinusite destrutiva (TELL, 2004, SAUNDERS et al., 2002, PEETERS & CLERCX, 2004)

A aspergilose sinonasal canina é uma doença causada por fungos do gênero *Aspergillus*, os quais possuem distribuição mundial. Estes são considerados ubíquos e retiram os nutrientes de que necessitam a partir dos mais variados substratos, podendo ser isolados do solo, água, ar, alimentos, superfícies, entre outros (KLICH, 2002, WARD et al., 2006).

A aspergilose sinonasal canina tem sua distribuição relacionada à ocorrência do fungo (KLICH, 2002, WARD et al., 2006). Acomete principalmente cães adultos jovens, especialmente de um a sete anos de idade, dolicocefálicos ou mesocefálicos (TELL, 2004). Pastor Alemão, Rottweiller, Retriever do Labrador, Golden Retriever e Collie são as raças mais suscetíveis (KNOTEK et al., 2001, PEETERS & CLERCX, 2004) .

Outros fatores como neoplasias e/ou uso de quimioterápicos, tratamento prolongado com corticosteróides, doenças imunossupressoras e doenças virais podem predispor a aspergilose canina. Porém, a imunossupressão sistêmica não parece ser o principal fator predisponente para aspergilose sinonasal em cães, sendo relacionada com uma disfunção imune local, tais como rinites/sinusites alérgicas ou presença de corpo estranho (PEETERS, DAY & CLERCX, 2005, GARCIA et al., 2001).

Por serem fungos anemófilos, todos os seres vivos inalam dezenas a centenas de conídios (propágulo infectante) de *Aspergillus* spp., o que permite que este fungo possa fazer parte da microbiota transitória do trato respiratório de todos os animais, sendo debelado pelo sistema mucociliar, células de defesa e IgA, o que impede a colonização pelo fungo e formação de hifas (SHOHAM & LEVITZ, 2005).

A rinite destrutiva ocorre devido ao agravamento do processo inflamatório associado à produção de enzimas e toxinas fúngicas, que culminam com destruição tecidual (especialmente de cornetos nasais) e formação de granulomas e placas micóticas na cavidade nasal, que progride para seios paranasais, especialmente frontais (PEETERS, DAY & CLERCX, 2005). A lesão permanece localizada, mas se ocorrer invasão da placa cribiforme, pode atingir o sistema nervoso central (TELL, 2004). Em cães, o padrão de citocinas liberado durante o processo inflamatório modula uma resposta humoral sobreposta à celular. Estas citocinas suscitam uma resposta Th1 ineficaz na resolução da infecção, porém capaz de prevenir a invasão e a disseminação do agente, mantendo a infecção localizada no trato respiratório superior, através da função imunorregulatória da IL-10 que é secretada em grande quantidade na espécie canina (PEETERS, DAY & CLERCX, 2005).

Os cães apresentam inicialmente secreção nasal serosa unilateral, a qual progride para mucopurulenta, podendo se tornar bilateral. A manutenção da secreção nasal por período prolongado (geralmente mais de três meses) ocasiona despigmentação ou até mesmo ulceração das narinas (TELL, 2004, WHITE, 2006). A ocorrência de episódios de epistaxe é outro sinal comumente encontrado em cães acometidos (WHITE, 2006), assim como dor facial à palpação devido a destruição dos cornetos nasais (TELL, 2004, WHITE, 2006). Em casos mais graves e avançados, pode ser evidenciada distorção facial ou deformação do plano nasal, bem como epífora devido a obstrução do canal lacrimal outros (KLICH, 2002, WARD et al., 2006).

O diagnóstico definitivo da aspergilose sinonasal canina depende da associação de resultados de exames clínicos, laboratoriais e de imagem, considerando a similaridade a outras alterações (PEETERS, DAY & CLERCX, 2005, WHITE, 2006). O histórico do animal é importante, com maior atenção em cães com alterações crônicas na cavidade nasal e seios nasais (GARCIA et al., 2001).

No exame radiológico observa-se como principais alterações o aumento na radioluscência da cavidade nasal e perda de detalhes dos cornetos nasais outros (KLICH, 2002, WARD et al., 2006). Granulomas fúngicos em cavidade nasal e seios frontais podem mimetizar neoplasia demonstrando uma lesão com densidade de massa de tecido mole (PEETERS, DAY & CLERCX, 2005). A rinoscopia permite visualizar a presença de granulomas fúngicos, bem como de placas micóticas na mucosa nasal, que podem apresentar coloração branca, amarelada ou esverdeada (KNOTEK et al., 2001, PEETERS & CLERCX, 2004).

A secreção nasal colhida por *swabs* intranasais, apresenta baixa sensibilidade e especificidade, porém constitui um método rápido e prático de coleta. Já o lavado nasal, escovado de mucosa nasal ou biópsias da lesão são mais consistentes. Nesse sentido, uma amostra ideal consiste em biópsia guiada por rinoscopia, procedimento este invasivo e que requer anestesia geral do animal examinado (KNOTEK et al., 2001).

Cabe ressaltar que um cultivo positivo para *Aspergillus* spp. não é sinônimo de aspergilose, sendo muitas vezes um falso-positivo devido à característica anemófila do gênero, que o capacita a ser um dos principais contaminantes de cultivos laboratoriais. A confirmação diagnóstica se dá pela associação do isolamento fúngico com a visualização de estruturas fúngicas no tecido (por histologia ou exame micológico direto) e/ou com resultados positivos em testes sorológicos (KNOTEK et al., 2001, BILLEN et al., 2007).

Os métodos sorológicos mais utilizados para diagnóstico de aspergilose sinonasal canina se baseiam na detecção de IgG anti-*Aspergillus* spp. em amostras séricas, a partir da técnica de imunodifusão radial dupla em gel de ágar (IDGA) ou de ELISA (PEETERS, DAY & CLERCX, 2005), GARCIA et al., 2001, BILLEN et al., 2007). Estas técnicas são simples e de fácil execução, fornecendo resultado rápido com altas taxas de sensibilidade e especificidade, sendo a IDGA mais específica e o ELISA mais sensível (GARCIA et al., 2001, BILLEN et al., 2007). Os resultados destes testes devem ser interpretados no contexto clínico do paciente, pois a presença de anticorpos pode não indicar doença em alguns casos (GARCIA et al., 2001, BILLEN et al., 2007).

8. CAPITULO 7- Tratamento e controle

O tratamento da aspergilose sinonasal canina deve ser realizado especialmente com antifúngicos tópicos, como enilconazol 2 a 5% ou clotrimazol 1%. Basicamente, este tratamento pode ser realizado por cateteres cirurgicamente implantados nos seios frontais através de trepanação e instilação do fármaco, duas vezes ao dia, durante sete a 14 dias. Em geral, com esta conduta, a cura clínica chega a 80-90% (PEETERS, DAY & CLERCX, 2005).

Outra forma de tratamento é por instilação intranasal, ou intrasinusal direta - Nesta técnica, o animal deve ser anestesiado e intubado para disposição dos cateteres no meato dorsal nasal e realização de infusão de 0,5g de clotrimazol 1% por narina durante 1 hora, totalizando 1g dissolvido em 1dL de PEG200 (MATHEWS et al., 1996).

Como principais desvantagens da técnica estão a necessidade de intervenção cirúrgica para trepanação, o período prolongado de tratamento, e a ocorrência de enfisema subcutâneo pós-operatório, bem como de sinais de ptialismo, inapetência e anorexia durante o tratamento (TELL, 2004).

Além da infusão intranasal realizada com cateteres dispostos no meato dorsal nasal, outra técnica similar consiste em administração intrasinusal de enilconazol via cateteres guiados por endoscopia. No entanto, nestes casos, é essencial que seja realizado previamente um debridamento extensivo da lesão por rinoscopia (PEETERS, DAY & CLERCX, 2005).

Vantagens importantes são atribuídas a estes dois últimos tratamentos quando comparados com o tratamento a partir de cateteres cirurgicamente implantados, como mínimas infusões antifúngicas (geralmente de 1 a 3 infusões são suficientes), melhor distribuição do medicamento nos seios e menores complicações comparadas com as decorrentes da trepanação (PEETERS, DAY & CLERCX, 2005, CLAEYS et al., 2006).

O tratamento sistêmico pode ser realizado, no entanto é extremamente prolongado e a taxa de insucesso terapêutico é elevada 19. Sua principal indicação é em casos de cães com acometimento de placa cribriforme (TELL, 2004). Nestes casos pode-se utilizar itraconazol (5 mg/kg), cetoconazol (5-10 mg/kg) ou tiabendazol (10-20 mg/kg), via oral, duas vezes ao dia, durante no mínimo 10 semanas, sendo o itraconazol o antifúngico que possui maior taxa de sucesso terapêutico dentre os citados (até 70%) (PEETERS, DAY & CLERCX, 2005, CLAEYS et al., 2006).

Em casos graves ou recidivantes é indicada a realização de procedimento cirúrgico para debridar a lesão, juntamente com uma irrigação local com enilconazol durante a intervenção (WHITE, 2006). Nestes casos de abordagem cirúrgica da lesão por *Aspergillus*, pode ser instituído o uso de itraconazol pós-operatório durante cerca de 30 dias como profilaxia de possível disseminação sistêmica fúngica após manipulação (CLAEYS et al., 2006). Epistaxe pode ocorrer como complicação no período pós-operatório (WHITE, 2006, CLAEYS et al., 2006).

A diminuição significativa da lesão por *Aspergillus* culminará com melhora ou mesmo ausência de sinais clínicos pós-tratamento. Porém, é possível que a cura completa não ocorra e assim, a chance de recidiva seja alta. Por outro lado, mesmo após a cura total da doença, é possível que os animais permaneçam ou retornem a apresentar secreção nasal referente a infecções bacterianas secundárias. Contudo, a rinoscopia subseqüente ao tratamento é essencial, buscando diferenciar ou evidenciar rinite/sinusite bacteriana e placas micóticas remanescentes, através da avaliação macroscópica, bem como da colheita de amostra para exame e confirmação laboratorial (CLAEYS et al., 2006). O prognóstico da aspergilose sinonasal canina é de reservado a bom (PEETERS, DAY & CLERCX, 2005).

REFERENCIAS

ABARCA, M.L. Taxonomía e identificación de especies implicadas en la Aspergilosis nosocomial. **Revista Iberoamericana de Micologia**, v.17, p.79-84, 2000.

ABRAMS G.A; PAUL-MURPHY J; RAMER J.C; MURPHY C.J. *Aspergillus* blepharitis and dermatitis in a peregrine falcon-gyrfalcon hybrid (*Falco peregrinus* x *Falco rusticolus*), **J Avian Med Surg**. 2001; 15 (2): 114-120.

ABUNDIS-SANTAMARIA E. Aspergillosis in birds of prey. 2003. Available at: <http//www.aspergillus.man.ac.uk> Accessed: august 2011.

AGUILAR R.F; REDIG P.T. Diagnosis and treatment of avian aspergillosis. In: Bonagura JD, Kirk R, editors. **Current Veterinary Therapy, Small Animal Practice** XII. Philadelphia: Saunders, 1995.

AHO R; HOTIE Y; NISHIMURA K; MIYAJI M. Aspergillus arvii spec nov, a new animal pathogen? **Mycoses** 1994; 37: 389_392.

AINSWORTH G.C; AUSTWICK P.K.C. 1973. Mycotic abortion, p 74-80. In: Fungal Diseases of Animals. 2nd ed. **Commonwealth Agriculture Bureaux**, Farnham Royal, Slough, England.

AINSWORTH, G.C.; REWELL, R.E. The incidence of aspergillosis in captive wild birds. **Journal of Comparative Pathology and Therapeutics**, v.59, p.213-224, 1949.

AKAN M; HAZIROĞLU R; ILHAN Z; SAREYYÜPOĞLU B; TUNCA R. A case of aspergillosis in a broiler breeder flock, **Avian Dis**. 2002; 46 (2): 497-501.

ALCAZAR-FUOLI, L; MELLADO, E; ALASTRUEY-IZQUIERDO, A; CUENCA-ESTRELLA, M; RODRIGUEZ-TUDELA, J.L. 2008. *Aspergillus* section Fumigati: antifungal susceptibility patterns and sequence-based identification. *Antimicrob.* **Agents Chemother**. 52: 1244-1251.

AL-MUSALLAM A. **Revision of the black Aspergillus species**. PHD thesis Rijksuniversiteit Utrecht, Utrecht, 1980.

ANDREATTI FILHO, R.L. Enfermidades micóticas, In:. BERCHIERI JÚNIOR, A. & MACARI, M. **Doenças das aves**. Campinas: FACTA, 2000. p.369-375.

ANSORG, R; VAN DEN BOOM, R; RATH, P.M. Detection of Aspergillus galactomannan antigen in foods and antibiotcs. **Mycoses**. 1997, 40:353-57

AQUINO V; GOLDANI L. Z; PASQUALOTO A.C, 2007. Update on the contribution of galactomannan for the diagnosis of invasive aspergillosis. **Mycopath** (2007) 163:191–202

AQUINO, V.R; VERÇOSA, E.B; FALHAUBER, G; LUNARDI, L.W; SILLA, L; PASQUALOTTO, A.C. Distribution of filamentous fungi causing invasive fungal disease at the haematologiucal Unit, Hospital de Clínicas de Porto Alegre, Brazil. **Bras J Infect Dis**. 2010; 14: 277-80

ARCA- RUIBAL B; WERNERY U; ZACHARIAH R; BAILEY T.A; SOMMA A.D; SILVANOSE C; MCKINNEY P, 2006. Assessment of a commercial sandwich ELISA in the diagnosis of aspergillosis in falcons. **Vet Rec** (2006) 158, 442-444

ARGAWAL, R; AGGARWAL, A.N; GUPTA, D; JINDAL, S.K. Aspergillus hipersensitivity and allergic bronchopulmonary aspergillosis in patients with bronchial asthma: systematic review and meta-analyses. **Int J Tuberc Lung Dis**. 2009; 13:936-44

ARNÉ P; THIERRY S; WANG D; DEVILLE M; LE LOC'H G; DESOUTTER A; FÉMÉNIA F; NIEGUITSILA A; HUANG W; CHERMETTE R; GUILLOT J. *Aspergillus fumigatus* in poultry. **Int Jour of Microb**, Vol 2011, ID 746356., 14 pages

ATKINSON, R; BROJER C. Unusual presentations of aspergillosis in wild birds. **Proc Assoc Avian Vet**. 1998; 177-181.

BABATASI et al. Surgical treatment of pulmonary aspergilloma: current outcome. **J Thorac Cardiovasc Surg**;119: 906-12, 2000.

BAINS, B.S. Interação: Imunidade x Doença. In: **Anais do Simpósio Internacional Ambiência e Instalação na Avicultura Industrial**. Campinas-SP. P. 205-212. 1995.

BALAJEE, S.A; GRIBSKOV, J.L; HANLEY, E; NICKLE, D; MARR, K.A. *Aspergillus lentulus* sp. Nov., a New Sibling Species of *A. fumigatus*. **Eukaryotic Cell** 2005, 4 (3): 625.

BARACHETTI, L; MORTELLARO, C.M; DI GIANCAMILLO, M; GIUDICE, C; MARTINO, P; TRAVETTI, O; MILLER, P.E. 2009. Bilateral orbital and nasal aspergillosis in a cat. **Vet. Ophthalmol**. 12(3):176-182

BARRS, V.R; HALLIDAY, C; MARTIN, P; WILSON, B; KROCKENBERGER, M; GUNEW, M; BENNETT, S; KOEHLMEYER, E; THOMPSON, A; FLIEGNER, R; HOCKING, A; SLEIMAN, S; O'BRIEN, C; BEATTY, J.A. 2012. Sinonasal and sino-orbital aspergillosis in 23 cats: aetiology, clinicopathological features and treatment outcomes. **Vet. J.** 191:58-64.

BARUA, A; YOSHIMURA, Y (1999) Effects of aging and sex steroids on the localization of T cell subsets in the ovary of chicken, Gallus domesticus. **Gen Comp Endocrinol** 114:28–35

BAUCK L. Mycoses. In: Ritchie BW, Harrison GJ, Harrison LR. **Avian Medicine: Principles and Application**, Florida: Wingers Publishing. 1994; 997-1006.

BEERNAERT , L.A; PASMANS, F; VAN WAEYENBERGHE, L; HAESEBROUCK, F; MARTEL, A. *Aspergillus* infections in birds: a review. **Av Path**. 2010. 39:5, 325-331

BEYTUT, E; ÖZCAN, K; ERGINSOY, S. Immunohistochemical detection of fungalelements in the tissues of goslings with pulmonary and systemic aspergillosis. **Acta Veterinaria Hungarica**, v.52, n.1, p.71-84, 2004.

BIBERSTEIN, E.L; ZEE, Y.C. **Tratado de microbiología veterinaria.** España: Acribia, 1990.

BILLEN F; PEETERS D; PETERS I.R; HELPS C.R; HUYNEN O; DE MOL P; MASSART L; DAY M.J; CLERCX, C. 2009. Comparison of the value of measurement of serum galactomannan and Aspergillus-specific antibodies in the diagnosis of canine sino-nasal aspergillosis, **Vet Microb** 133 (2009) 358–365

BLANCO, J.L; GUEDEJA-MARRÓN, J; CABALLERO, J; GARCÍA, M.E. Aspergilosis: mecanismos de patogenicidad implicados y aproximación al diagnóstico de laboratorio. **Revista Iberoamericana de Micologia**, v.15, p.10-15, 1998.

BILLEN, F.; PEETERS, D.; PETERS, I.R.; HELPS, C.R.; HUYNEN, P.; DE MOL, P.; MASSART, L.; DAY, M.J.; CLERCX, C. Comparison of the value of measurement of serum galactomannan and *Aspergillus*-specific antibodies in the diagnosis of canine sinonasal aspergillosis. **Veterinary Microbiology**. v. 133, p. 358-365, 2009.

BULPA, P; DIVE, A; SIBILLE, Y. Invasive pulmonary aspergillosis in patients with chronic obstructive pulmonary disease. **Eur Respir J**. 2007; 30: 782-800

BUNTING, E.M; JIMENEZ. M.T; FOX, H; KOLLIAS, G.V. Evaluation of oral itraconazole administration in captive Humboldt penguins (*Spheniscus Humboldti*). **Journal of Zoo and Wildlife Medicine** 40(3): 508–518, 2009

CABANA, A.L; XAVIER, M.O; OSÓRIO, L.G; MENDES, J.F; MATOS, C.B; MEIRELES, M.C.A. 2012a. Aspergilose sinonasal canina. **A Hora Veterinária** – Ano 32, nº 188, julho/agosto/2012

CABANA, A.L; XAVIER, M.O; SILVA-FILHO, R.P; CANABARRO, P.L; FARIA, R.O; MEIRELES, M.C.A. Monitoramento sorológico para diagnóstico de aspergilose em ínguins: avaliação da precocidade e eficácia do teste de imunodifusão radial dupla (IDGA). 2012b. **XIV Encontro de pós graduação**/UFPel. Out 2012. Pelotas

CABANA, A.L; XAVIER, M.O; OSÓRIO, L.G; SOARES, M.P; SILVA-FILHO, R.P; MADRID, I.M; FARIA, R.O; MEIRELES, M.C.A. Alterações anatomopatológicas da aspergilose em pinguins. 2007. **XVI Congresso de Iniciação Científica**/UFPel. Nov 2007. Pelotas

CAILLOT, D; CASASNOVAS, O; BERNARD, A; COUAILLIER, J.F; DURAND,C; CUISENIER, B. et al., Improved management of invasive pulmonary aspergillosis in neutropenic patients using early throcic computec tomographic scan and surgery. **J Clin Oncol.** 1997; 15:139-47

CAMELI-ROJAS, V; MATA-ESSAYAG, S; DE CAPRILES, C.H; MAGALDI, S; DE PEREZ, E.G; GARRIDO, L; BALDERRAMA-CABALLERO, D. Aspergillus species in patients with chronic rinosinusitis. **Mycoses** 47, 47–49, 2004.

CARRASCO, L; LIMA, Jr JS; HALFEN, D.C; SALGUERO, F.J; SANCHEZ-CORDÓN, P; BECKER, G. Systemic Aspergillosis in an Oiled Magallanic Penguin (*Spheniscus magellanicus*). **Journal of Veterinary Medicine** 2001; 48: 551-554.

CARVALHO-DIAS, V.M; SOLA, C.B; CUNHA, C.A; SHIMAKURA, S.E; PASQUINI, R; QUEIROZ-TELLES, F. Invasive aspergillosis in hematopoietic stem cell transplant recipientes: a retrospective analysis. **Braz J Infect Dis.** 2008; 12:385-

CASWELL, J.L; WILLIAMS, K.J. 2007. Respiratory system, p.523-653. **In: Maxie, M.G. (Ed.), Jubb, Kennedy and Palmer's Pathology of Domestic Animals**. Vol.2. 5th ed. Saunders, London.

CLAEYS, S.; LEFEBVRE, J.B.; SCHULLER, S.; HAMAIDE, A.; CLERCX, C. Surgical treatment of canine nasal aspergillosis by rhinotomy combined with enilconazole infusion and oral itraconazole. **Journal of Small Animal Practice**. v. 47, p. 320-324, 2006.

CORBELLINI, L.G; PESCADOR, C.A; FRANTZ, F.J; LIMA, M; FERREIRO, L; DRIMEIER, D. Aborto por *Aspergillus fumigatus* e *A. niger* em bovinos no sul do **Brasil. Pesq. Vet. Bras**. 23(2):82-86, abr./jun. 2003

CORK, S.C; ALLEY, M.R; JOHNSTONE, A.C; STOCKLDALE, P.H. Aspergillosis and other causes of mortality in the stitchbird in New Zealand. **J Wildl Dis**. 1999; 35 (3): 481-486.

CRAY, C. 2011. Infectious and zoonotic disease testing in pet birds. **Clin lab Med** 31. pp 71-85.

CRAY, C; WATSON, T; ARHEART, K.L. 2009a. Serosurvey and diagnostic application of antibody titers to *Aspergillus* in avian species. **Av Disea** 53:491–494, 2009.

CRAY, C; WATSON, T; RODRIGUEZ, M; ARHEART, K.L. 2009b. Application of galactomannan analysis and protein electrophoresis in the diagnosis of aspergillosis in avian species **Jour of Zoo and Wild Med** 40(1): 64–70, 2009

CUBAS, Z.S; SILVA, J.C.R; CATÃO-DIAS, J.L. **Tratado de animais selvagens: Medicina Veterinária.** Ed.Roca, 2006. 1354p.

DEAK, E; BALAJEE, S.A. Molecular methods for identification os *Aspergillus* species. In: **Aspergillosis: from diagnosis to prevention.** Pasqualotto, A.C. Ed. Springer, NL 2010: 75-83

DEAN, T.R; ROOP, B; BETANCOURT, D; MENETREZ, M.Y. A simple multiplex polymerase chain reaction assay for the identification of four environmentally relevant fungal contaminants. **J Microbiolog Meth** 2005; 61: 9_16.

DENNING, D. Introduction. In: **Aspergillosis: form diagnosis to prevention**. Pasqualotto, A.C, ed. Springer, NL 2010: 3-5

DENNING, D.W.; BENNETT, J.E.; WALSH, T.J.; PATTERSON, T.F.; PANKEY, G.A. Practice Guidelines for Diseases Caused by *Aspergillus*. **Clinical Infecctious Diseases**. v.30, p.696-709, 2000.

DORGE, T; FRISVAD, J.C; CARSTENSEN, J.M. Direct identification of pure Penicillium species using image analysis. **J Microbiolog Meth** 2000; 41: 121_133

EGGERT, M. J; ROMBERG, P. F. 1960. Pulmonary aspergillosis in a calf. **Journal of the American Veterinary Medical Association** 137: 595– 596.

EINSELE, H.K; QUABECK, K. D; MULLER, H; HEBART, I; ROTHENHOFER, J; LOFFLER; SCHAEFER, U. W. 1998. Prediction of invasive pulmonary aspergillosis from colonization of lower respiratory tract before marrow transplantation. **Lancet** 352(9138): 1443.

EL-KHOULY, A; GADIR, F. A; CLUER, D. D; MANEFIELD, G. W. 1992. Aspergillosis in camels affected with a specific respiratory and enteric syndrome. **Australian Veterinary Journal** 69: 182– 186.

FELSENSTEIN, J. 1985. Confidence limits on phylogenies: an approach using the bootstrap. **Evolution** 39:783–791.

FORBES N. A. Aspergillosis in raptors. **Vet Rec**. 1991; 128 (11): 263.

FORBES N.A. Rapaces. In: Beynon PH, Cooper JE, editors. **Manual de animales exóticos**. España: Harcourt Brace, 1999.

FOWLER, G.S; FOWLER M.E. Order Sphenisciformes (Penguins), In: Fowler ME, Cubas ZS. **Biology, Medicine and Surgery of South American Wild Animals**, 1 ed. USA: 2001: 53-64.

FRIEND, M; FRANSON, J. Field manual of wildlife diseases: general field procedures and diseases of birds. **US Geological Survey**, 1999.

FRISVAD, J.C; SAMSON, R.A. Neopetromyces gen nov and an overview of teleomorphs of Aspergillus subg. **Circumdati Stud Mycol** 2000; 45: 201_207.

FRISVAD, J.C; THRANE, U. Standardized High-Performance Liquid Chromatography of 182 mycotoxins and other fungal metabolites based on alkylphenone indices and UV-VIS spectra (diodearray detection). **J Chromatogr** 1987; 404: 195_214.

GALAGAN, J.E; CALVO, S.E; CUOMO, C, et al . Sequencing of Aspergillus nidulans and comparative analysis with *A. fumigatus* and *A. oryzae*. *Nature* 2005; 438: 1105_1115.

GALLIEN, S; FOURNIER, S; PORCHER, R; BOTTERO, J; RIBAUD, P; SULAHIAN, A et al. Therapeutic outcome and prognostic factors of invasive aspergillosis in a infectious diseases departmente: a review of 34 cases. **Infection.** 2008; 36:533-8

GANCEDO, J.M.A.; GRANDES, J.M.F; DÍEZ, M.F. Mastitis por *Aspergillus fumigatus* en ganado ovino. **Revista Iberoamericana de Micologia**, v.17, p.1317, 1999.

GANDINI, P; BOERSMA, P.D; FRERE, E; GANDINI, M; HOLIK, T; LICHTSCHEIN, V. Magellanic penguin (*Spheniscus magellanicus*) affected by chronic petroleum polution along coast of Chubut, Argentina. **The Auk**, v.111, n.1, p.20-27, 1994.

GARCIA, M.E; CABALLERO, J; ALVAREZ-PERES, S; BLANCO, J.L. Seroprevalence of *Aspergillus fumigatus* antibodies in bovine herds with a history of reproductive disorders. **Veterinarni Medicina**, *53, 2008 (3): 117–123*

GARCIA, M.E.; CABALLERO, J.; CRUZADO, M.; ANDRINO, M.; GONZALEZ-CABO, J. F.; BLANCO, J. L. The Value of the Determination of Anti-*Aspergillus*IgG in the Serodiagnosis of Canine Aspergillosis: Comparison with Galactomannan Detection **Journal of Veterinary Medicine.**B. v. 48, p. 743-750, 2001.

GARCÍA-BORBOROGLU P; BOERSMA P.D; RUOPPOLO V; REYES L; REBSTOCK G.A; GRIOT K; HEREDIA S.R; ADORNES A.C; SILVA R.P. Chronic oil pollution harms Magellanic penguins in the Southwest Atlantic. **Marine Pollution Bulletin**. 2006; 52:193-198.

GAVA, M.A. Desempenho de diferentes meios de cultura utilizados na avaliação de fungos presentes em ambientes de produção de alimentos. **Dissertação de mestrado**-escola Superior de Agricultura Luiz de Queiroz, 2002. 65 fl. Piracicaba/SP-2002

GEISER, D. M; FRISRAD, J.C; TAYLOR, J.W. 1998. Evolutionary relationships in *Aspergillus* section *Fumigati* inferred from partial beta-tubulin and hydrophobin DNA sequences. **Mycologia** 90:831–845.

GERMAN, A.C; SHANKLAN, G.S; EDWRDS, J; FLACH, E.J. 2002 Development of an indirect ELISA for the detection of serum antibodies to Aspergillus fumigatus in captive penguins. **Vet Rec** (2002) 150,513-518

GIL-LAMAIGNERE, C; ROLLIDES, E; HACKER, J; MULLER, F.M.C. Molecular typing for fungi a critical review of the possibilities and limitations of currently and future methods. **Clin Microbiol Infect** 2003; 9: 172_185.

GIORDANO, C; GIANELLA, P; BO, S; VERCELLI, A; GIUDICE, C; DELLA SANTA, D; TORTORANO, A.M; PERUCCIO, C; PEANO, A. 2010. Invasive mould infections of the naso-orbitalregion of cats: a case involving *Aspergillus fumigatus* and an aetiological review. **J.Feline Med. Surg**. 12: 714-723.

GRACZYC, T.K; CRANFIELD, M.R. Maternal transfer of anti-*Aspergillus* spp. Immunoglobulins in African Black-footed Penguins (*Spheniscus demersus)*. **Journal of Wildlife Diseases**. 1995; 31(4):545-549.

GRACZYK, T.L; CRANFIELD, M.R; KLEIN P.N.1998. Value of antigen and antibody detection, and blood evaluation parameters in diagnosis of avian invasive Aspergillosis. **Mycopath** 140:121-127.

GRIFFIN, R. M. 1969. Pulmonary aspergillosis in the calf. **Veterinary Record** 84: 109–111.

HAMAD, M. Innate and adaptive antifungal immune responses: partners on an equal footing. **Mycoses**, 2012, 55, 205–217

HEIDENREICH, M. **Birds of prey: medicine and management.** Malden MA: Blackwell Science, 1997.

HERBRECHT, R; NATARAJAN-AME, S; LETSCHER-BRU, V; CANUET, M. (2004). Invasive pulmonary aspergillosis. **Semin Respir Crit Care Med** 25(2): 191-202.

HERRERA, T; ULLOA, M. **El reino de los hongos, micología básica y aplicada**. 2a ed. México: Fondo de Cultura Económica, 1998.

HILL, M.W.M; WHITEMAN, C.E; BENJAMIN, M.M; BALL, L. 1971. Pathogenesis of experimental bovine mycotic placentitis produced by Aspergillus fumigatus. **Vet. Path.** 8:175-192.

HILLMAN, R.B. 1969. Bovine mycotic placentitis in New York State. Cornell Vet. HONG S.B, GO S.J, SHIN H.D, FRISVAD J.C, SAMSON R.A. Polyphasic taxonomy of Aspergillus fumigatus and related species. **Mycologia** 2005; 97: 1316_1329.

HOPWOOD, V; JOHNSON, E.M; CORNISH, J.M; FOOT, A.B; EVANS, E.G; WARNOCK, D.W. Use pastorex aspergillus antigen latex agglutination test for the diagnosis of invasive aspergillosis. **J Clin pathol**. 1995; 48:210-3

HORIE, Y; MIYAJI, M; NISHIMURA, K; TAGUCHI, II; UDAGAWA, S. Aspergillus fumisynnematus, a new species from Venezuelan soil. **Mycoscience** 1993; 34: 3_7.

HORVATH, J.A; DUMMER, S. The use of respiratory-tract cultures in the diagnosis of invasive pulmonary aspergillosis. **Am J Med**. 1996; 100:171-8

IUCN. 2007. 2006 IUCN Red List of Threatened Species. Disponível em: <www.iucnredlist.org>. Accessed: May 2008.

IUCN. 2009. 2009 Red List of Threatened Species. Disponível em: www.iucnredlist.org. Acesso em 28-07-2011.

JORDAN, F.T; PATTISON, M. **Poultry diseases**. 4th ed. London: Saunders, 1997.

KAHN, F.W; JONES, J.M; ENGLAND, D.M. The role of bronchoalveolar lavage in the diagnosis of invasive pulmonary aspergillosis. **Am J Clin Pathol**. 1986; 86:518-23

KANO, R; SHIBAHASHI, A; FUJINO, Y; SAKAI, H; MORI, T; TSUJIMOTO, G; YANAI, T; HASEGAWA, A. Two cases of feline orbital aspergillosis due to *Aspergillus udagawae* and *A. viridinutans*. **The Journal of Veterinary Medical Science**, 2012.31;75(1):7-10.

KATZ, M.E; DOUGALL, A.M; WEEKS, K; CHEETHAM, B.F. 2005. Multiple genetically distinct groups revealed among clinical isolates identified as atypical *Aspergillus fumigatus*. **J. Clin. Microbiol**. 43:551–555.

KEARNS, K.S; LOUDIS, B. Avian Aspergillosis. In: Recent Advances in Avian Infectious Diseases, Ithaca NY: International Veterinary Information Service. Available at: <http//www.ivis.org> Accessed: august 2007.

KENDALL, A; BRÖJER, J; KARLSTAM, E; PRINGLE, J. 2008. Enilconazole treatment of horses with superficial *Aspergillus* spp. rhinitis. **J. Vet. Intern. Med**. 22:1239-1242.

KHAN, Z.U; PAL, M; PALIWAL, D.K; DAMODARAM, V.N. Aspergillosis in imported penguins. **Sabouraudia**. 1977; 15: 43-45.

KLICH, M. A. 2002. Identification of common *Aspergillus* species. **Centraal bureau voor Schimmelcultures**, Utrecht, The Netherlands.510pp.,2002

KNOTEK, Z.; FICHTEL, T.; KOHOUT, P.; BENAK, J. Diseases of the nasal cavity in the dog.Aetiology, symptomatology, diagnostics.**Acta Veterinaria Brunensis**. v. 70, p. 73-82, 2001.

KNUTSEN, A.P; SLAVIN, R.G. Allergic bronchopulmonary aspergillosis in asthma and cystic fibrosis. **Clin and Devlop Immun**, Ciaro, v.2011, 2011.

KOICHI, M; MICHIHIRO, T. Serological Test for Diagnosis of Pulmonary Aspergillosis in penguins by Detecting Galactomannan. **Japanese Journal of Zoo and Wildlife Medicine**. 1996; 1(2):105-108.

KONTOYIANNIS, D.P; BODEY, G.P. Invasive aspergillosis in 2002: an update. Eur **J Clin Microbiol Infect Dis**. 2002; 21: 161-72

KOZAKIEWICZ, Z. (1989) Aspergillus species on stored products. **Mycol. Pap.** 161, 1^188.

LACAZ, C.S; PORTO, E; MARTINS, J.E.C; HEINS-VACCARI, E.M; MELO, N.T. **Tratado de micologia médica** – Lacaz. Ed. Sarvier, 2002. 1104p.

LANE, J.G; WARNOCK, D.W, 1977. The diagnosis of *Aspergillus fumigatus* infection of the nasal chambers of the dog with particular reference to the value of the double diffusion test. **J. Small Anim. Pract**. 18, 169– 177.

LARONE, D. H. (2002). **Medically Important Fungi A guide to identification**. Washington, ASM Press.

LARSEN, T.O; SMEDSGAARD, J; NIELSEN, K.F; HANSEN, M.E; FRISVAD, J.C. Phenotypic taxonomy and metabolite profiling in microbial drug discovery. **Nat Prod Rep** 2005; 22: 672_695.

LATGE, J.P; CALDERONE, R. Host-microbe interations: fungi invasive human fungal opportunistic infections. **Curr Opin. Microbiol.**, v.5.p 355-358, 2002.

LATGÉ, J.P. The pathobiology of *Aspergillus fumigatus*. **Trends in Microbiology,** v.9, n.8, p. 382-389, 2001.

LATGÉ, J.P. *Aspergillus fumigatus* and Aspergillosis. **Clinical Microbiology Reviews**, v.12, n.2, p.310-350, 1999.

LEWIS, R.E; WIEDERHOLD, N.P; CHI, J; HAN, X.Y; KOMANDURI, K.V; KONTOYIANNIS, D.P; PRINCE, R.A. Detection of Gliotoxin in Experimental and Human Aspergillosis. **Infection and Immunity**, v.73, n.1, p.635-637, 2005.

LOEFFLER, J; HEBART, H; COX, P; FLUES, N; SCHUMACHER, U; EINSELE, H. Nucleid Acid Sequence-Based Amplification of *Aspergillus* RNA in Blood Samples. **Journal of Clinical Microbiology**, v.39, n.4, p.1626-1629, 2001.

LOZANO, G.A; LANK, D.B. 2003. Seasonal trade-offs in cell-mediated immunosenescence in ruffs (*Philomachus pugnax*). **Proc R Soc Lond Ser B Biol Sci** 270:1203–1208

MACHADO, M.L.S;OLIVEIRA, L.O; BECK, C.A.C; CONCEIÇÃO, M.S.N; FERREIRO, L; DRIEMEIER, D. Ceratomicose eqüina causada por *Aspergillus flavus*. **Acta Scientiae Veterinariae**, v.33, n.2, p.219-223, 2005.

MACHADO, S.L; MACHADO, R.D. **Imunologia básica aplicada as análises clínicas.** Universidade federal do Rio de Janeiro. 171p.2002

MACHIDA, M; ASAI, K; SANO, et al. Genome sequencing and analysis of *Aspergillus oryzae*. **Nature** 2005; 438: 1157_1161.

MAERTENS, J; THEUNISSEN, K & LAGROU, K. Galactomannan testing. In: **Aspergillosis from Diagnosis to prevention. Pasqualotto,** A.C. ed. Springer, NL 2010: 105-124

MARR, K.A; PATTERSON, T; DENNING, D. Aspergillosis. Pathogenesis, clinical manifestations, and therapy. **Infect Dis Clin North Am**. 2002 Dec; 16:875-94

MARTINS, A.M. Avaliação de parâmetros sanguíneos e medidas de peso na reabilitação de pinguins-de-Magalhães (*Spheniscus magellanicus*, Foster 1781).**Trabalho de conclusão apresentado ao curso de ciências** biológicas para obtenção do título de biólogo. Universidade Federal de Pelotas/UFPel. 39fl. Pelotas, 2010.

MATHEWS, K.G.; KOBLIK, P.D.; RICHARDSON, E.F.; DAVIDSON, A.P.; PAPPAGIANIS, D. Computed tomographic assessment of noninvasive intranasal infusions in dogs with fungal rhinitis. **Veterinary Surgery.** v. 25, p. 309-319, 1996

MCWHINNEY, P.H; KIBBLER, C.C; HAMON, M.D; SMITH, O.P; GANDHI, L.B; BERGER, L.A. et al. Progress in the diagnosis and management of aspergillosis in bone marrow transplantation: 13 years'experience. **Clin Infect Dis**. 1993; 17:397-404.

MENNINK-KERSTEN, M.A; DONNELLY, J.P; VERWEIJ, P.E. Detection of circulating galactomannan for the diagnosis and management of invasive aspergillosis. **Lancet Infect Dis**. 2004; 4:349-57

MITCHELL, C.G; SLIGHT, J; DONALDSON, K. Diffusible component from the spore surface of the fungus *Aspergillus fumigatus* which inhibits the macrophage oxidative burst is distinct from gliotoxin and other hyphal toxins. **Thorax** 1997; 52: 796_801.

MONTEROS, E; CARRASCO, L; KING, J.M; JENSEN, H.E. Nasal zygomycosis and pulmonary aspergillosis in an American bison. **Journal of Wildlife Diseases**, 35(4), 1999, pp. 790–795

MURAKAMI, H; HAYASHI, K; USHIJIMA, S. Useful key characters separating 3 Aspergillus taxa _ *Aspergillus sojae, Aspergillus parasitus* and *Aspergillus toxicarius*. **J Gen Appl Microbiol** 1982; 28: 55_60.

NIERMAN, W.C; PAIN, A; ANDERSON, M.J, et al . Genomic sequence of the pathogenic and allergenic filamentous fungus *Aspergillus fumigatus*. **Nature** 2005; 438: 1151_1156.

NOURRY, L; GAGNADOUX, F; PIERROT, M; GOURDIER, A.L; MERCAT, A; RACINEUX, J.L. 2005.Invasive pulmonary aspergillosis complicating septic shock. **Rev Mal Respir** 22(5 Pt 1): 806-10.

O'FEL, A. 1997.Parasitologie, Mycologie. Maladies parasitaires et fongiques. 4è édition. **Assoc franc des prof de parasit et C et R. Rue Faidherbe**. 7-272.

OGLESBEE, B.L. Mycotic Diseases. In: Altman RB, Clubb SL, Dorrestein GM, Quesenberry K, editors. **Avian medicine and surgery**. Philadelphia: Saunders, 1997.

OUCHTERLONY, O. 1949. Antigen–antibody reactions in gels. **Acta Pathol. Microbiol. Scand**. 26, 507–515.

PARMENTIER, H.K; LAMMERS, A; HOEKMAN, J.J; REILINGH, G.D; ZAANEN, I.T.A; SAVELKOUL, H.F.J 2004. Different levels of natural antibodies in chickens divergently selected for specific antibody responses. **Dev Comp Immunol** 28:39–49

PAUW, B.D; WALSH, T.J; DONNELLY, J.P; STEVENS, D.A; EDWARDS, J.E; CALANDRA, T et al. Revised definitions of invasive fungal disease from the European Organization for Research and treatment of Cancer/Invasive Fungal Infections Cooperative Group and the National Institute of Allergy and Infectious Diseases Mycoses Study Group (EORTC/MSG) Consensus Group. **Cli Infect Dis**. 2008; 46: 1813-21.

PÉREZ, J; CARRASCO, L. Diagnóstico histopatológico de micosis en patología veterinaria. **Rev Iberoam Micol**. 2000; 17: 18-22.

PERLROTH, J; CHOI, B; SPELLBERG, B. Nosocomial fungal infections : epidemiology, diagnosis, and treatment. **Med Mycol**. 2007; 45:321-46

PEETERS, D.; DAY, M. J.; CLERCX, C. An Immunohistochemical Study of Canine Nasal Aspergillosis. **Journal of Comparative Pathology**. v. 132, p. 283-288, 2005.

PEETERS, D.; CLERCX, C. L'aspergillosenaso-sinusaledansl'espècecanine. **Annual Médici Vét**. v. 148, p. 168-173, 2004.

PETERSON, S. W; ITO, Y; HORN, B.W; GOTO, T. 2001. *Aspergillus bombycis*, a new aflatoxigenic species and genetic variation in its sibling species, *A. nomius*. **Mycologia** 93:689–703.

PETRY M.V & FONSECA V.S.S. Effects of human activities in the marine environment on seabirds along the coast of Rio Grande do Sul, Brazil. **Ornitologia Neotropical.** 2002; 13:137-142.

PICKETT, J. P; MOORE, C.P; BEEHLER, B.A; GENDRON- FITZPATRICK, A; DUBIELZIG, R.R. 1985. Bilateral chorioretinitis secondary to disseminated aspergillosis in an alpaca. **Journal of the American Veterinary Medical Association** 187: 1241–1243.

POLI, G; PONTI, W; BALSARI, A; ADDIS, F; MORTELLARO, C.M. 1981. *Aspergillus fumigatus* and specific precipitins in dogs with turbinate changes. **Vet. Rec.** 108, 143–145.

PRINGLE, A; BAKER, D.M; PLATT, J.L, et al. Cryptic speciation in the cosmopolitan and clonal human pathogenic fungus *Aspergillus fumigatus*. **Evolution** 2005; 59: 1886_1899.

QUINN, P.J; CARTER, M.E; MARKEY, B.K; CARTER, G.R. **Clinical veterinary microbiology**. London: Wolfe, 1994.

RAJA, N. S; SINGH, N.N. 2006. Disseminated invasive aspergillosis in an apparently immunocompetent host. **J Microbiol Immunol Infect** 39(1): 73-7.

RAMÍREZ, L.J; CHÁVEZ, S.L; VELASCO, G. Reporte de un caso de aspergilosis en un ave búho cornudo (*Pseudocops clamator*) en el zoológico Miguel Alvarez del Toro, Tuxtla Gutiérrez, Chiapas. **Memorias del XIX Simposio Sobre Fauna Silvestre**, Gral. MV Manuel Cabrera Valtierra; 2002 noviembre 27-29; México: 2002.

RAPER, K. B; FENNELL, D. I. **The genus** *Aspergillus*. Baltimore: Williams and Wilkins, 1965. 686p.

REDIG, P.T. Fungal diseases. In: Samour J, editor. **Avian medicine**; London: Mosby, 2000

REDIG, P. General Infectious Diseases - Avian Aspergillosis. In: **Fowler ME. Zoo & Wild Animal Medicine: current therapy 3. Denver**, Colorado: W B Saunders Inc., 1993: 178-181.

REDIG, P.T. Mycotic infections of birds of prey. In: **Fowler ME, editor. Zoo and wild animal medicine** 2nd ed. Philadelphia: Saunders, 1986.

RICHARD, J.L. Aspergillosis. In: **Calnek BW, editor. Diseases of poultry.** 10th ed. Iowa State University Press, 1997.

RICHARDSON, M.D. Changing patterns and trends in systemic fungal infections. J Antimicrob Chemother. 2005; 56: 5-11.

RICHARDSON, M. D; WARNOCK, D.W. 2003. Fungal Infection Diagnosis and Management, 3th edition. Victoria, **Blackwell Publishing Asia** Pty Ltd. 161:1–188

ROCHETTE, F; ENGELEN, M; BOSSCHE, H.V. Antifungal agents of use in animal health – practical applications. **Journal of Veterinary Pharmacology & Therapeutics,** v.26, p.31-53, 2003.

ROGAN, M.P; GERAGHTY, P; GREENE, C.M; O´NEILL, S.J; TAGGART, C.C; McELVANEY, N.G. Antimicrobial proteins and polypeptides in pulmonary innate defense. **Respiratory Research**, v.29, n.7, p.1-11, 2006.

ROSSKOPF, W; WOERPEL, R. Diseases of cage and aviary birds. 3rd ed. Baltimore: **Williams and Wilkins**, 1997.

RUOPPOLO, V; ADORNES, A.C; NASCIMENTO, A.C; SILVA-FILHO, R.P. Reabilitação de pinguins afetados por petróleo. **Clínica Veterinária** 2004; 51: 78-83.

RUSSEL, M.; HOLCOMB, J; BERKNER, A. 30-Years of Oiled Wildlife Responses Statistics. *In:* Proceedings: 7th International Effects of Oil and Wildlife Conference. Hamburg, Germany 2003; pp.1-18. http://wildpro.twycrosszoo.org/S/00Ref/ProceedingsConte nts/p14.htm

SABALLS-RADRESA, P; LOPEZ-COLOMES, J.L; GIMENO-COBOS, J; KNOBEL, H. 2000.Invasive aspergillosis: treatment. Rev Iberoam Micol 17(3): S93-6.

SAITO, M; TSUROTA, O. A new variety of Aspergillus flavus from tropical soil in Thailand and its aflatoxin productivity. **Proc Japan Mycotoxicolog Soc** 1993; 37: 31_36.

SAMARAKOON, P; SOUBANI, A.O. Invasive pulmonary aspergillosis in patients with COPD: a report of five cases and systematic review of the literature. **Chron Respir Dis.** 2008; 5:19-27.

SAMSON, R.A; PITT, J.I. Integration of Modern Taxonomic Methods for *Penicillium* and *Aspergillus* Classification. Amsterdam: **Harwood Academic Publishers**, 2000.

SAMSON, R.A; HONG, S.B; FRISVAD, J.C. Old and new concepts of species differentiation in *Aspergillus*. Medical Mycology September 2006, 44, S133_S148

SANCHEZ, P.P; COUTINHO, S.D.A. Aspergilose em cães- Revisão. **Rev Inst Ciênc Saúde** 2007; 25(4):391-7

SANTOS, J.A; FARIA, J.F. 1959. Aspergilose do aparelho respiratório de bezerros. **Arqs Inst. Biol. Animal**, Rio de J., 2:15-20.

SAUNDERS, J.H; CLERCX, C; SNAPS, F.R; SULLIVAN, M; DUCHATEAU, L; BREE, J.H, *et al.* Radiographic, magnetic resonance imaging, computed tomographic, and rhinoscopic features of nasal aspergillosis in dogs. **J Am Vet Med Assoc.** 2004;225(11):1703-12.

SAUNDERS, J.H.; ZONDERLAND, J.L.; CLERCX, C.; GIELEN, I.; SNAPS, F.R.; SULLIVAN, M.; VANBREE, H.; DONDELINGER, R.F. **Computed tomographic findings in 35 dogs with nasal aspergillosis.**v. 43, n. 1, p. 5-9, 2002.

SCHUSTER, E; DUNN-COLEMAN, N; FRISVAD, J.C; VAN DIJCK, P.W.M. On the safety of *Aspergillus niger*- a review. **Appl Microbiol Biotechnol** 2002; 59: 426_435.

SEVERO, L. C; BOHRER, J.C; GEYER, G.R; FERREIRO, L. 1989. Invasive aspergillosis in an alpaca (*Lamos pacos*). **Journal of Medical and Veterinary Mycology** 27: 193–195.

SHARMA, O. P; CHWOGULE, R. 1998. Many faces of pulmonary aspergillosis. **Eur Respir J** 12(3): 705-15.

SHARP, N.J.H. Canine nasal aspergillosis-penicilliosis. *In*: **Greene CE. Infectious deseases of the dog and the cat.** 2nd ed. Philadelphia: Saunders; 1998. p.404-9.

SHARP, N.J.H; BURRELL, M.H; SULLIVAN, M. et al. 1984 Canine nasal aspergillosis: serology and treatment with ketoconazole. **Journal of Small Animal Practice** 25:149-158.

SHOHAM, S; LEVITZ, S.M. The immune response to fungal infections. **Br J Haematol.**129:569. 2005

SIDRIM, J.J.C; ROCHA, M.F.G. **Micologia Médica à Luz de Autores Contemporâneos.** Rio de Janeiro: Guanabara Koogan, 2004. 388p.

SILVA-FILHO, RP; RUOPPOLO, V. Sphenisciformes (Pinguim). In: Cubas ZS, Silva JCR, Catão-Dias JL. **Tratado de Animais Selvagens - Medicina Veterinária.** São Paulo, SP: Roca, 2006: 309-323.

SINGH, N; PATERSON, D.L. *Aspergillus* Infections in Transplant Recipients. **Clinical Microbiology Reviews** 2005; 18: 44-69.

SHOHAM, S.; LEVITZ, S.M..The immune response to fungal infections. **British Journal of Haematology,** v. 129, p. 569-582, 2005

SLAVIN, M; FASTENAU, J; SUKAROM, I; MAVROS, P; CROWLEY, S; GERTH, WC. Burden of hospitalization of patiens with Candida and Aspergillus infections in Australia. **Int J Infect Dis.** 2004; 8:111-20

SMEDSGAARD, J. Micro-scale extraction procedure for standardized screening of fungal metabolite production in cultures. **J Chromatogr A** 1997; 760: 264_270.

SMITH, L.N; HOFFMAN, S.B. 2010. A case series of unilateral orbital aspergillosis in three cats and treatment with voriconazole. **Vet. Ophthalmol.** 13: 190-203.

SMITS, J. E., BORTOLOTTI, G. R; TELLA, J. L. 1999 Simplifying the phytohaemagglutinin skin-testing technique in studies of avian immunocompetence. **Funct. Ecol.** 13, 567± 572.

STEVENS, D.A.; KAN, V.L.; JUDSON, M.A.; MORRISON, V.A.; DUMMER, S.; STONE W.B; OKONIEWSKI J.C. Necropsy findings and environmental contaminants in common loons from New York. **J Wildl Dis**. 2001; 37 (1): 178-184.

STYNEN, D; GORIS, A; SARFATI, J; LATGE, J.P. A new sensitive sandwich enzyme-linked immunosorbent assay to detect galactofuran in patients with invasive aspergillosis. **J Clin Microbiol**. 1995; 33:497-500

TASKER S; KNOTTENBELT C.M; MUNRO E.A.C; STONEHEWER J; SIMPSON J.W; MACKINT A.J. Aetiology and diagnosis of persistent nasal disease in the dog: a retrospective study of 42 cases. **J Small Anim Pract**. 1999;40(10): 473-8.

TEKAIA, F; LATGÉ, J. *Aspergillus fumigatus*: saprophyte or pathogen? **Cur Opin Microbiol.,** v.8, p 1-8, 2005.

TELL, L.A. Aspergillosis in mammals and birds: impact on veterinary medicine. **Medical Mycology**. 2005; 43 Suppl 1:71-73.

TESSARI, E.N.C; CARDOSO, A.L.S.P; CASTRO, A.G.M; KANASHIRO, A.M.I; ZANATTA, G.F. Prevalência de aspergilose pulmonar em pintos de um dia de idade. **Arquivos do Instituto Biológico**, v.71, n.1, p.75-77, 2004.

TSUJITA, H; PLUMMER, C.E. Corneal stromal abcessation in two horses treated with intracorneal and subconjuntival injection of 1% voriconazole solution. **American College of Veterinary Ophtalmologists, Veterinary Ophtalmology** (2012) 1-8.

VARGA, J; FRISVAD, J.C; KOCSUBÉ, S; BRANKOVICS, B; TÓTH, B; SZIGETI, G; SAMSON, R.A. New and revisited species in *Aspergillus* section Nigri. **Studies in Mycology** 69: 1-17, 2011

VARGA, J; VIDA, Z; TOTH, B; DEBETS, F; HORIE, Y. 2000. Phylogenetic analysis of newly described *Neosartorya* species. **Antonie Leeuwenhoek** 77: 235–239.

WALSH, T. J., V; PETRAITIS, R; PETRAITIENE, A; FIELD-RIDLEY, D; SUTTON, M; GHANNOUM, T; SEIN, R; SCHAUFELE, J; PETER, J; BACHER, H; CASLER, D; ARMSTRONG, A; ESPINEL-INGROFF, M; RINALDI, G; LYMAN, C.A. 2003. Experimental pulmonary aspergillosis due to *Aspergillus terreus*: pathogenesis and treatment of an emerging fungal pathogen resistant to amphotericin **B. J. Infect. Dis**. 188:305–319.

WANG, L; UOKOYAMA, K; MIYAJI, M; NISHIMURA, K. Mitochondrial cytochrome b gene analysis of Aspergillus fumigatus and related species. **J Clin Microbiol** 2000; 38: 1352_1358.

WANKE, B; LAZÉRA, M.S; NUCCI, M. Fungal Infections in the Immunocompromised Host. **Memórias do Instituto Oswaldo Cruz**, v.95, supl.1, p.153-158, 2000.

WARD, O.P.; QIN, W.M.; DHANJOON, J.; YE, J.; SINGH, A. Physiology and Biotechnology of *Aspergillus*. **Advances in Applied Microbiology**, v.58, 75p., 2006.

WHITE, D. Canine nasal mycosis – light at the end of a long diagnostic and therapeutic tunnel. **Journal of Small Animal Practice**. v. 47, p. 307, 2006

XAVIER M.O; SOARES M.P; CABANA A.L; SILVA-FILHO R.P; RUOPPOLO V; MEIRELES M.C.A; SEVERO L.C. 2011. Clinical and pathological findings of aspergillosis in magellanic penguins (*Spheniscus magellanicus*). **Cie. Anim. Bras.** v.12, n.3, p. 520-524, jul./set. 2011

XAVIER, M.O; PASQUALOTTO, A.C. Galactomanana no diagnóstico de aspergilose invasiva. **Revista Brasileira de Oncologia Clínica**, Vol. 1, n1. Janeiro / fevereiro / março. 2011

XAVIER, M. O; FARIA, R.O. Aspergilose. In: Mário Carlos Araújo Meireles; Patrícia da Silva Nascente. (Org.). Micologia Veterinária. 1ed.Pelotas: Editora Universitária UFPel, 2009, v. , p. 205-223.

XAVIER, M.O; PASQUALOTTO, A.C; SOARES, M.P; SILVA-FILHO, R.P; MEIRELES, M.C.A; SEVERO, L.C. 2008a. Aspergillosis in penguins: gross lesions in 15 cases. **3rd Advances Against Aspergillosis**, Miami, Florida, USA, 132

XAVIER, M.O. Aplicações e limitações do método de detecção do antígeno galactomanana para o diagnóstico de aspergilose. 104f., 2008b **Tese (doutorado em ciências pneumológicas- área de conhecimento: Ciências pneumológicas-** Faculdade de Medicina, Universidade Federal do Rio Grande do Sul, Porto Alegre

XAVIER, M.O; SOARES, M.P; MEINERZ, A.R.M; NOBRE, M.O; OSÓRIO, L.G; SILVA-FILHO, R.P; MEIRELES, M.C.A. Aspergillosis: a limiting factor during recovery of captive magellanic penguins. **Brazilian Journal of Microbiology**. 2007; 38: 480-484.

XAVIER, M.O. Aspergilose em Pingüins em Cativeiro: Diagnóstico, Prevenção e Controle em Centro de Recuperação de Animais Marinhos. 94f. 2007. **Dissertação** apresentada ao Programa de Pós- Graduação em Veterinária da Universidade Federal de Pelotas, como requisito parcial à obtenção do título de Mestre em Ciências (área do conhecimento: Veterinária Preventiva). Faculdade de Veterinária. Universidade Federal de Pelotas.

YAMAZAKI, T; KUME, H; MURASE, S; YAMASHITA, E; ARUSAWA, M. Epidemiology of visceral mycoses: analysis of data in anual of the pathological autopsy cases in Japan. **J Clin Microbiol**. 1999; 37: 1732-8

YOUNG, E.A; CORNISH, T.E; LITTLE, S.E. Concomitant mycotic and verminous pneumonia in a blue jay from Georgia, **J Wildl Dis**. 1998; 34 (3): 625-628.

ZOOK, B.C; MIGAKI, G. 1985. Aspergillosis in animals, p. 207-256. In: Al-Doory Y. & Waagner G.E. (ed.) Aspergillosis. **Charles C. Thomas Publisher**, Springfield, Illinois.

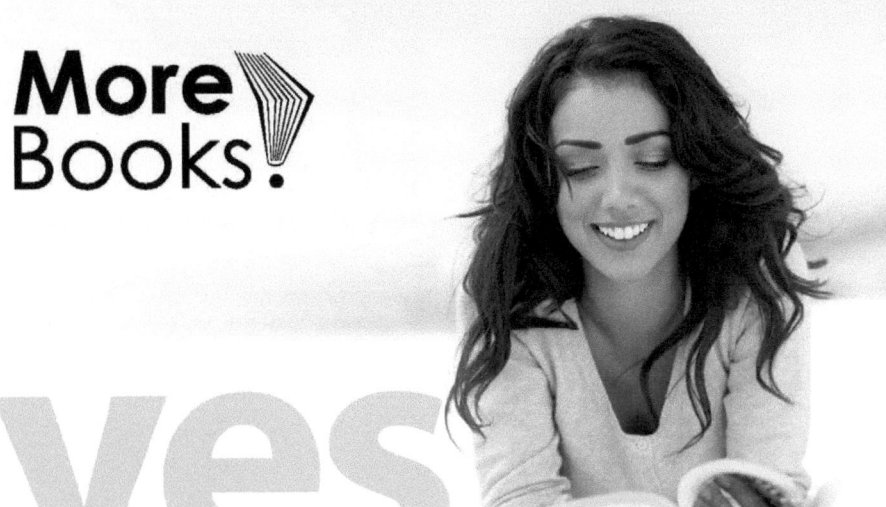
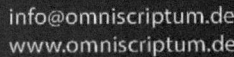
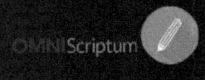

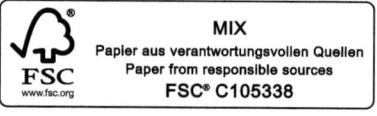

Printed by Books on Demand GmbH, Norderstedt / Germany